GOLDMANN

Buch

Die Leber ist für alle wichtigen Funktionen des menschlichen Körpers unentbehrlich. Sie wäscht das Blut, stärkt das Immunsystem und reguliert Kreislauf und Verdauung. Gute Leberwerte sind die Voraussetzung für ein gesundes, langes Leben. Dr. Sandra Cabot hat aufgrund ihrer langjährigen Erfahrung als Ärztin und Ernährungsberaterin ein Programm entwickelt, das die Leberfunktion verbessert und den Körper entgiftet. Ein leicht einzuhaltender Ernährungsplan mit vielen Rezepten hilft, die Leber zu reinigen und eine Vielzahl von Beschwerden ohne Medikamente zu heilen.

Autorin

Dr. Sandra Cabot wurde 1952 in Adelaide, Australien, geboren und ist praktische Ärztin. Sie setzt sich auf internationaler Ebene aktiv für die Gesundheit der Frau ein und engagiert sich für eine umfassende Gesundheitsberatung sowie für eine allgemein bessere medizinische Versorgung. Mehr Informationen zu Sandra Cabot finden Sie auf www.cabothealth.com.au

DR. SANDRA CABOT

Das Leber-Reinigungs-Programm

So verbessern Sie Ihre Leberwerte und entgiften den Körper

GOLDMANN

Alle Ratschläge in diesem Buch wurden von der Autorin und vom Verlag sorgfältig erwogen und geprüft. Eine Garantie kann dennoch nicht übernommen werden. Eine Haftung der Autorin beziehungsweise des Verlags und seiner Beauftragten für Personen-, Sach- und Vermögensschäden ist daher ausgeschlossen.

1. Auflage
Vollständige, aktualisierte Taschenbuchausgabe April 2026
Wilhelm Goldmann Verlag, München,
in der Penguin Random House Verlagsgruppe GmbH,
Neumarkter Straße 28, 81673 München
produktsicherheit@penguinrandomhouse.de
(Vorstehende Angaben sind zugleich Pflichtinformationen nach GPSR.)

Umschlaggestaltung: Uno Werbeagentur, München
unter Verwendung eines Fotos von Getty Images/Fiona Crawford Watson
Redaktion: Lucy Peterhans
Bearbeitung der Rezepte: Renate Weinberger
Satz: Uhl + Massopust, Aalen
Druck und Bindung: GGP Media GmbH, Pößneck
EW · CB
Printed in Germany
ISBN 978-3-442-18075-2

www.goldmann-verlag.de

Inhalt

Vorwort 9

Briefe und Kommentare 13

Eine interessante Fallstudie 23

Einführung in die Leberreinigungsdiät 25
Der Oberbefehlshaber 27
Auf die Leber kommt es an 27
Der einfache Weg zum optimalen Körpergewicht 28
Eine segensreiche Erkenntnis:
Die Leber ist der Schlüssel 32
Schluss mit wirkungslosen Diäten 33

Die Leberreinigungsdiät – Hilfe bei vielen Gesundheitsstörungen 35
Übermäßiges Körpergewicht 35
Lebererkrankungen 38
Gallenleiden 45
Hilfe auch bei anderen Gesundheitsproblemen 46

Die Symptome einer überlasteten Leber 59
Symptome einer leichten Leberstörung 60
Die Sichtweise chinesischer Ärzte 66

Aufbau und Funktion der Leber 69
In der Leber arbeiten hochspezialisierte Zellen 71
Ein erstaunliches Organ mit den verschiedensten Funktionen 74
Symptome einer schweren Lebererkrankung 77
Die Zukunft – künstliche Lebern 79

Die zwölf Grundregeln zur Verbesserung der Leberfunktion 82
Die Fette in unserer Nahrung 100

Natürliche Heilmittel für die Leber 116

Fallgeschichten 128

Die Leberreinigungsdiät – ein Ernährungsplan, der Zeichen setzt 135
Genuss danke Frische und Vielfalt der Nahrungsmittel 137

Der achtwöchige Ernährungsplan 139
Der Grundmenüplan 146

Menüpläne für die Leberreinigungsdiät 148

Übersicht: Leckere Rezepte für die Leberreinigung . . 169
Dips und Cremes 175
Brühen und Soßen 179
Salatmarinaden 184
Salate 193
Suppen 218
Getränke und Shakes 238
Brotaufstriche und Spezialzubereitungen 240
Muffins 244
Getreideprodukte 248
Sandwichtoasts 249
Verschiedene kleine Gerichte 250
Eier 253
Hauptgerichte 254
Süßspeisen 296
Zusätze zur Energiesteigerung 311

Vorwort

Liebe Leserin, lieber Leser,

als Autorin freut man sich über positive Rückmeldungen seiner Leser. Seit der Erstveröffentlichung dieses Buches im Juni 1996 habe ich Hunderte von Briefen von Menschen mit verschiedenen Gesundheitsproblemen erhalten, die die heilende Wirkung dieser Diät belegen. Dies bestätigt meine Entdeckung, dass viele Krankheiten einfach durch die Verbesserung der Leberfunktion wirksam behandelt werden können. Wenn die Leber krank ist, kann man nicht gesund bleiben. Dennoch verschwenden die meisten Menschen keinen Gedanken an dieses wichtige Organ. Wenn Sie sich krank und ausgelaugt fühlen, sollten Sie gut zu Ihrer Leber sein. Dadurch lassen sich häufig auftretende chronische Erkrankungen der Leber nicht nur heilen und verhindern, es könnte sogar Ihr Leben retten. Ich sage dies nicht leichtherzig dahin, denn ich bin Wissenschaftlerin und seit 50 Jahren als Ärztin tätig, sodass ich oft vor schwierigen Herausforderungen stand. Ich glaube an die Leberreinigungsdiät, da ich gesehen habe, wie sie Wunder bewirkt, wo alles andere versagt hat.

Die Leberreinigungsdiät ist keine modische Diät zur Gewichtsabnahme (obwohl sie für einen Gewichtsverlust sehr wirkungsvoll ist). Ich bin vielmehr davon überzeugt, dass sie sich auf Dauer als fester Begriff etablieren wird, weil viele Menschen ihre Wirksamkeit loben. Viele Modediäten kommen und gehen und können sogar gefährlich sein oder einem das Leben schwer machen, weil sie viel zu einschränkend und nur schwer zu befolgen sind. Im Gegensatz dazu ist die Leberreinigungsdiät leicht und sicher in der Anwendung. Es handelt sich um eine neue Form des Bewusstseins – der Schlüssel zu einem gesunden Gewicht, einer gesunden Gallenblase, einem starken Immunsystem und gesunden Blutgefäßen. Außerdem ist die Leberreinigungsdiät kein »Spielverderber«, da man kein Heiliger sein muss, um sie zu befolgen. Nach der achtwöchigen Reinigung können Sie weiterhin ein gutes Glas Wein oder auch Spirituosen genießen und, wenn Sie möchten, frische rote Fleischsorten in Maßen. Befolgen Sie den Achtwochenplan nicht, ist dies trotzdem kein Problem. Richten Sie sich einfach nach den zwölf wichtigen Grundsätzen für eine gesunde Leber (Näheres dazu im Kapitel »Die zwölf Grundregeln zur Verbesserung der Leberfunktion«, Seite 82 ff.) und wählen Sie Rezepte und Nahrungsmittel aus, die Sie gern essen.

Seit dieses Buch zu einem Bestseller wurde, meldete sich eine kleine Zahl von Kritikern (bisher waren es nur zwei) aus der Ärzteschaft zu Wort, und das hat mich einiges gelehrt. Einer von ihnen meinte, meine Diät sei »nicht wissenschaftlich« und würde die Menschen ermutigen, nicht zum Arzt zu gehen. Auf den ersten beiden Seiten dieses Buchs habe ich eindeutig erklärt, dass Patienten weiterhin zu ihrem Arzt gehen sollten, da dieses Buch kein Ersatz für die Betreuung durch den Arzt ist. Bitte lassen Sie regelmäßig Gesundheits-Checks durchführen und sprechen Sie mit Ihrem Arzt. Eine sehr enge Freundin von mir leidet an Krebs im fortgeschrittenen Stadium, der einfach nicht rechtzeitig diagnostiziert wurde, weil sie 20 Jahre lang nicht zum Arzt gegangen war. Ich bin nicht »alternativ« eingestellt, da dies im Grunde ein schwammiger Begriff ist, aber ich bin stolz darauf, dass es sich bei meinem Buch um praktische, vernünftig angewandte Wissenschaft, Physiologie und klinische Erfahrung aus 50 Jahren handelt.

Bilden Sie sich selbst ein Urteil – schließlich geht Probieren über Studieren!

Der andere Kritiker behauptete, mein Buch sei nichts weiter als ein »Kochbuch mit fettarmen Gerichten«, was mich wirklich erstaunt und mir gezeigt hat, wie wenig manche sogenannte Leberexperten im Grunde über Ernährung wissen. Die Leberreinigungsdiät ist keine fettarme Diät. Vielmehr enthält sie die richtigen naturbelassenen Fette, die für eine gesunde Leber- und Gallenblasenfunktion wichtig sind. Besonders erstaunt hat mich, dass diese beiden Kritiker mein Buch einfach abgetan haben, ohne mit mir über meine Ergebnisse oder Fallgeschichten zu sprechen.

Doch zum Glück verfüge ich über Sinn für Humor. Ich glaube an meine Ergebnisse und die Wirkung bestimmter Ernährungsweisen zur Behandlung von Krankheiten. Sonst hätte man mich womöglich in meine Schranken gewiesen! Ich würde gern wissen, ob diese Kritiker alle Antworten für die vielen Patienten kennen, die unter einem überlasteten Immunsystem, chronischen antibiotikaresistenten Infektionen, chronischer Müdigkeit, Fettleibigkeit, Gewichtszunahme nach Adipositaschirurgie, Diabetes, Fettleber, Gallenleiden, chronischen Verdauungsstörungen, Autoimmunhepatitis und verstopften Arterien leiden, bei denen selbst eine Bypassoperation keine Besserung bringt. Ich hoffe, wir haben es hier nicht mit dem »fossilen Gehirnsyndrom« zu tun, bei dem Querdenken und originelle Ideen fast als Verbrechen gelten.

Denken Sie daran, dass eine gesunde Leber auch Depressionen und Launenhaftigkeit abbaut, sodass Sie wieder lachen können und sich wegen der gelegentlichen Widrigkeiten des Lebens nicht übermäßig aufregen.

Ich habe eine kleine Auswahl unter den vielen Zuschriften getroffen (die Namen wurden geändert), die Sie inspirieren und motivieren sollen, »Ihre Leber zu lieben und länger zu leben«.

Gott schütze Ihre Leber und gebe Ihnen gute Gesundheit!

Ihre

Dr. Sandra Cabot

Briefe und Kommentare

Liebe Frau Dr. Cabot,
nach Ihrem Auftritt neulich im Fernsehen habe ich gejubelt, da Sie all meine Probleme angesprochen und mir Hoffnung gegeben haben. Ich habe einer Freundin davon erzählt, und wir haben gleich Ihr Buch gekauft, obwohl wir etwas skeptisch waren. Wir gehen beide auf die 70 zu und bisher hatte uns nichts geholfen.

Durch Ihre Leberdiät konnte ich einige persönliche Probleme loswerden, die mich seit Langem geplagt und Depressionen verursacht haben: Ich leide nicht mehr unter Ausfluss. Nachts wache ich nicht mehr schwitzend auf. Ich leide nicht mehr unter Aufgeblähtheit. Meine Verdauungsbeschwerden sind verschwunden und ich muss keine Mittel mehr gegen eine Überproduktion von Magensäure nehmen. Ich habe keine dunklen Ringe mehr unter den Augen. In acht Wochen habe ich 13 Pfund abgenommen.

Besonders wichtig für mich ist, dass mein Blutdruck wieder normal ist und mein Arzt gesagt hat, dass ich keine Medikamente mehr nehmen muss, wenn der Blutdruck normal bleibt. Und das nach vielen Jahren Bluthochdruck!

Ich bin jetzt sehr viel leichter und fitter und kann mich nur ganz herzlich bei Ihnen bedanken.

Mit freundlichen Grüßen
Frau K., Wagga Wagga

Liebe Frau Dr. Cabot,
vielen Dank für Ihren wunderbaren Ernährungsplan. Mein Mann, meine Mutter und ich haben die Leberreinigungsdiät gemeinsam gemacht und wir haben alle jeweils etwa sieben Kilogramm abgenommen.

Doch am meisten hat mich erstaunt, was mit meinem Baby passiert ist, als ich Ihre Diät machte. Ich weiß, dass die Leberreinigungsdiät nicht speziell für stillende Mütter gedacht ist, aber als ich Ihr Buch las, stellte ich fest, dass ich meine Ernährungsweise nicht drastisch ändern, sondern nur Junk-Food und ungesunde Snacks auslassen musste. Mein Sohn, der jetzt 14 Monate alt ist, litt seit seinem fünften Lebensmonat unter einem Ekzem. Ich habe ihn einem Irisdiagnostiker vorgestellt, der meinte, dass seine Augen zu dunkel seien und seine Leber nicht richtig funktioniere. Nach vier Wochen Diät suchte ich den Irisdiagnostiker wieder auf und bat ihn, sich die Augen meines Sohnes erneut anzusehen. Er war sehr überrascht und sagte, dass sie jetzt eine klare dunkelbraune Farbe haben und die verschiedenen Pigmente deutlich sichtbar seien. Er war sehr beeindruckt und meinte, dies sei eine große Verbesserung. Da er wusste, dass ich noch stille, fragte er, was ich an meiner Ernährungsweise geändert habe. Ich zeigte auf Ihr Buch auf der Theke und er lächelte: »Das überrascht mich nicht weiter, es ist eine wunderbare Diät.« Meiner Meinung nach sollten die Möglichkeiten für stillende Mütter und die Vorteile für ihre Babys nicht außer Acht gelassen werden.

Ich habe verschiedene Diäten ausprobiert, aber mein Gewicht hat sich erst durch die Leberreinigung reduziert. Ich fühle mich sehr wohl, mein Baby ist gesund und zufrieden und mein

Mann bekommt aufgrund seines gesünderen und schlankeren Aussehens viele Komplimente. Vielen Dank, Sandra.

Frau H., aus einer kleinen Stadt in Victoria

Dies ist eine interessante Fallgeschichte für Menschen, die Tiere lieben!

Liebe Frau Dr. Cabot,
Kala Beat wurde 1995 von der Northern Rivers Racing Association zum »Pferd des Jahres« ernannt. In seinen beiden letzten Rennen bemerkte sein Trainer R. G. Gosling, dass es die Rennen nicht zu Ende lief, und ordnete eine Blutuntersuchung an. Der Tierarzt stellte fest, dass die Zahl der Leberenzyme mit einem Wert von 90 zu hoch war. Der normale Wert für Pferde beträgt etwa 30. Die Leberwerte dieses Pferdes waren immer höher gewesen, aber noch nie so hoch wie jetzt. Wir hatten von dem Lebertonikum »Liva Tone« und den großartigen Ergebnissen bei Menschen, die dieses Präparat einnehmen, gehört und beschlossen, Kala Beat mit »Liva Tone« zu behandeln. Man sagte uns, dass das Pferd eine viermal höhere Dosis als Menschen nehmen müsse. Zusätzlich erhöhten wir den Anteil von Möhren und Sonnenblumenkernen in seiner Nahrung. Nach einer Behandlungszeit von einem Monat war der Leberwert von 90 auf 37 gesunken und damit besser als je zuvor. Nach sechs Wochen wurde erneut eine Blutuntersuchung vorgenommen und der Leberwert liegt jetzt bei 33.

Mit freundlichen Grüßen
Lyn Gosling

Wir wollen hoffen, dass Kala Beat bald wieder bei Rennen siegt!

Guten Morgen, Frau Dr. Cabot! (per Fax)
Ich möchte Ihnen von den wunderbaren Ergebnissen der Leberreinigungsdiät berichten. Ich habe Sie im April im Fernsehen gesehen, als meine Leberwerte ziemlich schlecht waren. Ich trinke nicht viel Alkohol – vielleicht zwei Gläser Wein pro Woche. Ich bin 54 Jahre alt und trinke selbst auf Partys nie viel, da Alkohol bei mir sofort Wirkung zeigt. Im September musste ich alle möglichen Tests (unter anderem auch einen Bluttest) für eine Versicherung durchführen lassen. Sie werden es nicht glauben, aber mit meiner Leber gab es keinerlei Probleme! Die Werte waren völlig normal! Ich habe das Lebertonikum in Säften (Rote Bete, Möhren, Sellerie und Äpfel) zweimal täglich eingenommen, obwohl diese Kur durch eine Reise in die USA unterbrochen wurde. Außerdem habe ich Molkereiprodukte aufgegeben und mit Leichtigkeit zehn Pfund abgenommen.

Ihr Buch enthält mehr Antworten, als ich mir je hätte träumen lassen, meine Gesundheit hat sich gebessert und zum ersten Mal überhaupt habe ich abgenommen.

Herzlichen Glückwunsch und vielen, vielen Dank!

Frau S., Sydney

Liebe Frau Dr. Cabot,
ich möchte Ihnen mitteilen, welche Wirkung Ihre Leberreinigungsdiät bei mir hatte. Jahrelang litt ich unter einem Gesundheitsproblem, das langsam immer schlimmer wurde und zu verschiedenen Symptomen führte, angefangen bei Allergien

bis hin zu einer sklerotischen Cholangitis, die Ende 1995 von einem Facharzt für Lebererkrankungen diagnostiziert wurde. Er sagte, dass es keine spezielle Behandlung für diese Autoimmunkrankheit gäbe, abgesehen von mehr Körperbewegung, weniger essen usw., und dass diese Krankheit nicht heilbar sei. Etwa zwölf Monate lang befolgte ich seinen Rat und kann ehrlich sagen, dass sich die Symptome nur verschlimmerten (starkes Jucken, Gelbfärbung der Augen, allgemeines Unwohlsein). Anfang August stieß ich auf Ihr Buch und Anfang September begann ich mit Ihrer Diät und hielt Ihren Achtwochenplan genau ein. Als ich die Diät abgeschlossen hatte, ließ ich bei meinem Hausarzt einen Lebertest durchführen und habe seitdem auch den Facharzt wieder aufgesucht. Die Ergebnisse sind einfach erstaunlich. Das Gammaenzym wurde von 256 auf 52 gesenkt. Der Cholesterinwert ist von 5,7 auf 3,1 gefallen. Innerhalb von acht Wochen habe ich 13 Kilogramm abgenommen.

Dies sind nur drei Punkte (die anderen Zahlen sind mir entfallen), aber insgesamt waren alle Werte dramatisch gefallen und beide Ärzte kamen aus dem Staunen nicht heraus. Natürlich kommentierten sie Ihr Buch nicht weiter, aber beide rieten mir weiterzumachen.

Obwohl einigen Ihrer Kollegen der Erfolg Ihres Buches nicht angenehm zu sein scheint, möchte ich Ihnen meinen persönlichen Dank aussprechen. Viele meiner Bekannten, die die Ergebnisse bei mir gesehen haben, machen Ihre Diät zur Leberreinigung jetzt ebenfalls und hoffen auf ähnliche Resultate. Meine Frau hat die Diät übrigens mit mir zusammen gemacht und in den zwei Monaten 14 Pfund abgenommen. Wir haben be-

schlossen, auch zukünftig zumindest teilweise an der Diät festzuhalten.

Herr R. H., Newcastle, Neusüdwales

Liebe Frau Dr. Cabot,
ich schreibe im Namen einer Freundin in den USA. Ich habe Ihre Leberreinigungsdiät mit großem Erfolg eingesetzt. Ich hatte einen hohen Cholesterin- und Triglyceridspiegel und bin Hepatitis-C-positiv. Ich habe Ihre Diät befolgt und fühle mich jetzt viel besser. Der Cholesterin- und Triglyceridspiegel ist wieder normal, die Leberwerte sind normal, und ich passe wieder in sieben Paar Jeans, die ich schon weggepackt hatte. Ich habe Ihr Buch in der »Hepatitis News Group« als Quelle der Hoffnung für jene Menschen empfohlen, die unter aktiver Hepatitis C leiden.

Von Frau M., aus einer Internet-Newsgroup

Liebe Frau Dr. Cabot,
ich habe Ihre Leberreinigungsdiät acht Wochen lang ausprobiert und fühle mich so wohl wie lange nicht mehr. Vor vier Jahren wurde festgestellt, dass ich unter Hepatitis C leide, und meine Lebertests waren in diesem ganzen Zeitraum nie normal. Bevor ich die Diät begann, lagen meine ALT-Leberenzymwerte bei 158. Nach drei Wochen hatte sich der Wert auf 127 reduziert und am Ende des achtwöchigen Programms betrug er nur noch 57. Mein Arzt sagte, alle anderen Tests wären normal.

Zusätzlich habe ich »Liva Tone Plus« und Sonnenhut eingenommen. Gestern hätte ich eigentlich einen Termin bei einem Facharzt für Lebererkrankungen gehabt, aber eine Schwester im

Krankenhaus riet mir, nicht vorschnell zu handeln, als sie hörte, dass meine Tests normal seien. Sie leidet ebenfalls unter Hepatitis C und hatte gerade mit ihrer Diät begonnen. Sie bat mich, ans Krankenhaus zu schreiben und von meinen Resultaten zu berichten, da man dort nicht an diese Diät oder die Pflanzenheilkunde glaubt. Ich habe meine Ernährungsweise jetzt umgestellt und kann nur hoffen, dass ich so gesund bleibe. Es ist wunderbar, sich nicht ständig müde zu fühlen.

Mit freundlichen Grüßen
Frau B., Melbourne

Fax einer Patientin an einen meiner Kritiker:

Lieber Dr. (Name ungenannt),
nachdem Dr. Cabots Diät im Fernsehen vorgestellt wurde, möchte ich Ihnen von meinen Erfahrungen berichten. Ich bin Krankenschwester und in den letzten Jahren war meine Gesundheit nicht besonders gut. Doch seit ich Dr. Cabots Diät befolge, hat sich mein Leben völlig verändert. Ich habe nicht nur 14 Kilogramm abgenommen, sondern leide auch nicht mehr unter Diabetes (zuvor musste ich Medikamente einnehmen). Außerdem brauche ich keine Hormonpräparate mehr, die ich nach einer Hysterektomie im Alter von 26 Jahren 25 Jahre lang eingenommen habe.

Ich fühle mich energiegeladen und mein allgemeines Befinden ist hervorragend. Es ist schade, dass einige Besserwisser unter den Ärzten bei der Beurteilung eines Patienten nicht nach holistischer Sicht vorgehen. In meinem Arbeitsumfeld tendiert man mit viel Erfolg immer stärker zur holistischen Medizin.

Wenn Patienten die ganzheitliche Behandlung erhalten könnten, die sie verdienen, könnte unser Land viele Millionen im Gesundheitswesen einsparen.

Frau W., Sydney

Liebe Frau Dr. Cabot,
ich habe gerade die Leberreinigungsdiät abgeschlossen und elf Kilogramm abgenommen. Die Diät hat meine Ernährungsweise drastisch verändert. Da ich jetzt verstehe, wie die Leber arbeitet, und nun weiß, dass ich Symptome der Fettleber hatte, wurde mir bewusst, was ich meinem Körper in all den Jahren angetan habe. Ich bin 47 Jahre alt, 1,57 Meter groß und habe 90 Kilogramm gewogen. Ich hatte Probleme, abzunehmen, obwohl ich nicht übermäßig viel gegessen habe. Ja, je weniger ich aß, desto mehr Gewicht nahm ich zu, und aus Enttäuschung aß ich dann die falschen Nahrungsmittel und habe schnell noch mehr zugenommen.

Die Leberreinigungsdiät ist so ganz anders als die normalen Diäten, die ich ausprobiert habe, weil sie als Erstes das Fett aus meiner Leber entfernt, damit sie endlich wieder Fett verbrennen kann. Bevor ich Ihr Buch gelesen habe, wusste ich nicht, dass die Leber im Körper das wichtigste Organ zur Fettverbrennung ist. Vielen Dank für das Buch und eine gesunde Leber.

Frau K., Südaustralien

Liebe Frau Dr. Cabot,
ich befolge Ihre Leberreinigungsdiät seit vier Wochen und fühle mich fantastisch. Ich habe neun Pfund abgenommen und passe wieder in einige meiner schönen Kleider. Ich bin Anfang 40

und habe in letzter Zeit unter einigen Wehwehchen gelitten, die ich auf das Älterwerden zurückgeführt habe. Doch in den letzten vier Wochen sind diese Beschwerden entweder verschwunden oder kaum noch spürbar. Außerdem hat meine müde Haut jetzt wieder Glanz bekommen, was selbst meinen Freundinnen aufgefallen ist. Vielen Dank, dass Sie sich die Zeit genommen haben, herauszufinden, welche Auswirkungen die Leber auf den Körper hat.

Nochmals herzlichen Dank. Frau H., Canberra

Liebe Frau Dr. Cabot,
ich schreibe Ihnen, um Ihnen mitzuteilen, dass sich durch Ihre Diät mein als Rosazea diagnostizierter Ausschlag im Gesicht stark gebessert hat. Er begann vor etwa zehn Monaten als pickliger, brennender roter Ausschlag auf den Wangen. Ich suchte meinen Arzt auf, der mir ein Antibiotikum verschrieb. Ich nahm das Mittel fast sechs Monate lang ein, was zu einer Schädigung der Leber führte und eine Lichtempfindlichkeit der Gesichtshaut hervorrief, sodass sie eine helllila bis rote Farbe annahm. Entsetzt suchte ich wieder meinen Arzt auf, der mir riet, die Einnahme des Antibiotikums einzustellen und stattdessen Cortison zu nehmen, um den lilafarbenen Ausschlag zu unterdrücken. Dies wirkte, verursachte jedoch schweres Herzflattern. Also nahm ich gar keine Medikamente mehr ein, was sich mit einem erneuten starken Ausbruch von Rosazea rächte. Ich suchte einen Heilpraktiker auf, der erklärte, dass Hautausschläge und Rosazea das Zeichen einer ungesunden Leber und einer gestörten Darmflora seien. Er riet mir zu Ihrer Leberreinigungsdiät. Zusätzlich nahm ich auch einige Vitamine (Anti-

oxidantien), Selen und Nachtkerzenöl ein. Nach elf Wochen Leberreinigungsdiät ist meine Akne völlig abgeheilt und ich habe über 19 Kilogramm abgenommen, was wunderbar ist. Vielen Dank, dass Sie mir gezeigt haben, dass die Leber eine so wichtige Wirkung auf meine Haut und mein Immunsystem hat.

Mit freundlichen Grüßen
Frau J., Sydney

Eine interessante Fallstudie

Eine meiner Patientinnen erzielte große Erfolge mit der Diät zur Leberreinigung. Sie war in den Wechseljahren und hatte seit mehreren Jahren Schmerzen oberhalb der Leber (rechter Oberbauch). Sie kam in meine Sprechstunde und brachte Ultraschallaufnahmen von ihrer Leber und Gallenblase mit. Auf diesen Aufnahmen sah man eine unauffällige Gallenblase und eine Läsion tief in der Leber, um die Leberpforte, wo die Blutgefäße und Gallengänge in die Leber eintreten bzw. diese verlassen. Sie hatte bereits einen Hepatologen aufgesucht, der die Läsion nicht für bösartig hielt und ihr vorschlug, sie zu beobachten und zu überwachen. Da ihre Schmerzen anhielten und schlimmer wurden, war sie damit nicht glücklich. Sie litt auch immer wieder unter Übelkeit und Blähungen. Ich setzte sie auf eine Diät zur Leberreinigung und verschrieb ihr Leberkapseln mit Mariendistel, Kurkuma, B-Vitaminen, Selen und Antioxidantien. Außerdem verordnete ich N-Acetylcystein(NAC)-600-mg-Kapseln, zweimal täglich eine Kapsel mit einem großen Glas Wasser. Und sie sollte Saft von rohen Möhren, Roten Beten, Orangen, frischem Kurkuma und Kohl trinken.

Die Beschwerden hielten an, aber sie zog die Behandlung durch. Vier Monate nach Behandlungsbeginn hatte sie eine seltsame Erfahrung: Sie hatte sehr starken Durchfall, und als sie in die Toilette schaute, sah der Stuhl aus wie klebrige Melasse (nach ihrer Beschreibung). Sie betonte, dass ihr Stuhl normalerweise nicht so aussah. Nach dieser Erfahrung hörten ihre Schmerzen auf und kamen auch nicht wieder.

Ich hielt es für angebracht, erneut eine Ultraschalluntersuchung ihrer Leber zu machen, und staunte nicht wenig über den Befund – die Läsion in der Leber war verschwunden! Die einzig mögliche Erklärung schien darin zu bestehen, dass die Fresszellen (Makrophagen) in der Leber die Läsion »aufgefressen« und der Elimination über die Gallengänge und den Darm zugeführt hatten, von wo aus sie über den Stuhl ausgeschieden wurde. Wenn die Leber alles erhält, was sie zur Regeneration benötigt, sind die Ergebnisse wahrhaft beeindruckend.

Einführung in die Leberreinigungsdiät

Willkommen bei Das Leber-Reinigungs-Programm! Sie werden überwältigt sein vom gesundheitlichen Nutzen einer gesunden Leber!

Zuerst würde ich sagen, ENTSPANNEN Sie sich.

Die Leber kümmert sich um alles, denn dazu ist sie da. Die Leber ist sehr klug und weiß, wie sie

- giftige Substanzen aus dem Körper entfernt
- Ihr Blut filtert und reinigt
- sich selbst nach schwerer Schädigung regeneriert
- Sie vor Infektionen schützt
- Entzündungen verringert
- Fettstoffwechsel und Cholesterinspiegel reguliert
- lebenswichtige Nährstoffe für schwerere Zeiten speichert
- viele Eiweißstoffe und Hormone herstellt
- den Blutzuckerspiegel stabilisiert

Sie müssen Ihrer Leber gar nichts sagen – die Leberzellen wissen alles und sind Fachleute auf ihrem Gebiet. Die Leber ist darauf programmiert, Ihr Leben zu erhalten.

Um ein kluges Gehirn müssen Sie sich bemühen. Sie müssen eine Ausbildung machen, Bewältigungsstrategien für die

Herausforderungen des Lebens entwickeln, einen Beruf erlernen, und das alles erfordert sehr viel Mühe.

Wir sollten dankbar sein, dass die Evolution uns mit einem so tollen Organ wie der Leber ausgestattet hat. Sehen Sie die Gesundheit Ihrer Leber nicht als selbstverständlich an. Sie ist zwar unglaublich robust und hält einiges aus, sollte aber dennoch mit Respekt behandelt werden. Denn wenn die Gesundheit der Leber beeinträchtigt ist, ist es auch um die Lebensqualität schlecht bestellt. Ich sehe Hunderte Patienten, bei denen frühere Blutuntersuchungen eine langsam abnehmende Leberfunktion zeigen, ohne dass die Betroffenen etwas von ihrem Problem ahnen. Lebererkrankungen sind oft stumm. Eines Tages sagt man den Betroffenen dann, sie hätten Zirrhose (eine stark vernarbte Leber), und sie sind schockiert. Bei Erkrankungen der Nieren ist es genauso, und wenn man eine Verringerung der Funktion dieser lebenswichtigen Organe feststellt, muss man den Grund dafür finden. Werden Probleme durch jährliche Blutuntersuchungen frühzeitig erkannt, lässt sich die Krankheit umkehren. Warten Sie nicht, bis es zu spät ist! Meine verstorbene Mutter pflegte immer zu sagen: »Die traurigsten Worte unserer Sprache sind nicht ›Leb wohl‹, sondern ›Zu spät‹.«

Wenn Sie also Leber- und Nierenfunktion regelmäßig in Bluttests untersuchen lassen, können Sie sich entspannen. Mit den Methoden der integrativen Medizin und der Ernährungsmedizin können wir die überwiegende Mehrheit chronischer Erkrankungen umkehren.

Der Oberbefehlshaber

Die Leber ist in Ihrem Körper der Oberbefehlshaber und hält alles im Gleichgewicht. Wenn ein Patient mit einem chronischen Gesundheitsproblem zu mir kommt und keine Fortschritte macht – viele haben auch schon mehrere andere Ärzte konsultiert –, arbeite ich immer auf eine Verbesserung der Leberfunktion hin. Sie ist der strategische Ausgangspunkt für die Entgiftung des Körpers und Verringerung der Entzündung.

Wenn Ihre Leber durch zu viele Giftstoffe und Fettablagerungen belastet ist, kann sie ihre Aufgaben nicht effizient erfüllen, vor allem kann sie Ihr Blut nicht filtern und reinigen. Die Leber kann Sie nicht schützen und Ihr Immunsystem wird überlastet, also steigt das Ausmaß der Entzündung in Ihrem Körper. Dies ist der Ursprung der meisten chronischen und degenerativen Erkrankungen.

Auf die Leber kommt es an

Viele Menschen haben mit einem trägen Stoffwechsel zu kämpfen und stellen fest, dass sie mit zunehmendem Alter immer schwerer werden. Resigniert finden sie sich mit einem hervorstehenden Bauch und hartnäckigen Fettpolstern ab. Nachdem sie jahrelang eine Modediät nach der anderen gemacht, durch den damit einhergehenden Jo-Jo-Effekt weiter zugenommen haben und immer frustrierter wurden, fügen sie sich in ihr Schicksal, da sie glauben, dass ihnen nichts mehr helfen kann. Offensichtlich ist irgendetwas nicht in

Ordnung: Wir verfügen über Computer, künstliche Intelligenz, komplizierte globale Systeme zur Satellitennavigation und andere tolle Dinge. Da erscheint es doch irgendwie merkwürdig, dass noch niemand die Frage gestellt hat, warum es so viele übergewichtige, unglückliche und kranke Menschen gibt. Im Leben sind echte Lösungen im Allgemeinen einfach, logisch und praktisch. Sie müssen auch leicht zu erreichen sein, da wir sonst aufgeben und die Lösung als zu kompliziert verwerfen!

Ich muss zugeben, dass ich über 20 Jahre als Ärztin praktiziert habe, bis es mir langsam dämmerte! Die Leber, dieses für den Stoffwechsel so wichtige Organ, wurde offensichtlich vernachlässigt. Im Grunde war die Antwort einfach und gleichzeitig unglaublich: Warum hatte noch niemand zuvor daran gedacht?

Der einfache Weg zum optimalen Körpergewicht

Durch die moderne Medizin werden wir oft auf die falsche Spur gelenkt und behandeln die Symptome einer Krankheit, statt uns mit ihren Ursachen zu befassen.

Übergewicht ist ein Symptom für eine Funktionsstörung der Leber und nicht einfach nur auf die Anzahl der verzehrten Kalorien zurückzuführen. Wir haben das Symptom Übergewicht mit Modediäten, Aerobic-Übungen und Operationen, bei denen der Magen verkleinert wird (Schlauchmagen und Magenbypass), zu bekämpfen versucht. Wir sind ihm mit Medikamenten wie Ozempic und Appetitzüglern zu

Leibe gerückt. Die zugrunde liegende Ursache der Funktionsstörung der Leber haben wir damit jedoch nicht behandelt, sondern dieses schwer arbeitende Organ des Körpers im Grunde ignoriert – mit schlimmen Folgen. Eine falsche Behandlung der Leber führt nicht nur zu Übergewicht; sie lässt uns auch schneller altern und erhöht das Risiko von Gefäßerkrankungen und degenerativen Krankheiten, die die Geißel der modernen, wohlhabenden Gesellschaftskreise sind.

Ich habe mit Tausenden Patienten zu tun gehabt, von denen viele unter chronischen Erkrankungen litten. Doch erst 1994 beschloss ich, solche Fälle mit einem Programm zur Verbesserung der Leberfunktion zu behandeln. Diese Strategie schien so einleuchtend, dass ich mich hätte ohrfeigen können, weil ich so lange zu ihrer Entdeckung gebraucht habe. Gleichzeitig war ich aber auch sehr erleichtert, da ich wusste, dass meine Arbeit nun viel leichter und produktiver sein würde. Ich wollte meinen Patienten so schnell wie möglich Erleichterung verschaffen und meine neue Entdeckung dokumentieren. Dies habe ich 18 Monate lang getan. Ich bin seit 50 Jahren als Ärztin tätig, und meine Theorie, dass die Leber der Schlüssel zu guter Gesundheit und zur Umkehrung von Krankheiten ist, wurde durch viele Tausend Patienten, die ich mit meinem Programm zur Verbesserung der Leberfunktion behandelt habe, bestätigt. Die Erfolgsrate – gemessen an Gewichtsverlust und allgemeinem Wohlgefühl – betrug bei den Patienten, die ich regelmäßig überwachen konnte, 100 Prozent. Zu den anderen, die zu weit entfernt leben, halte ich Briefkontakt. Vorausgesetzt, sie halten sich weiterhin an die Grundsätze meines Programms zur Leberreinigung, sollten sie dieselben Ergebnisse zeigen wie meine regelmäßig überwachten Patienten.

Ich habe einige besonders interessante Fallgeschichten und die erzielten Erfolge in dieses Buch aufgenommen, um Sie zu inspirieren und zu motivieren. Gleichgültig, wie groß Ihre Gesundheits- oder Gewichtsprobleme sind und was Sie schon alles ausprobiert haben: Diese spezielle Diät zur Leberreinigung wird auch bei Ihnen funktionieren. Ich kann dies mit Fug und Recht behaupten, denn ich habe die Wirkung bei Patienten gesehen, denen es wirklich schlecht ging und die zum Teil die Hoffnung schon aufgegeben hatten. Die Leber hat die einzigartige Fähigkeit zur Regeneration und die erfolgte Regeneration kann eine Besserung bei zahlreichen entzündungsbedingten Krankheiten bewirken. Wenn bei Ihnen etwa vor Kurzem eine Autoimmunerkrankung diagnostiziert wurde, die nicht akut oder lebensbedrohlich ist, müssen Sie nicht sofort mit der Einnahme starker Immunsuppressiva beginnen, besonders wenn Sie noch jünger sind. Fragen Sie sich, was Sie in den nächsten 20 bis 40 Jahren Ihres Lebens einnehmen werden. Etwas, das Ihr Risiko für schwere Infektionen oder für Krebserkrankungen erhöht? Oder nehmen Sie sich vielleicht ein paar Monate Zeit, um Ihre Leber- und Darmfunktion zu verbessern? Sie werden den Nachweis selbst erbringen können, wenn Ihre Symptome zurückgehen und die Blutwerte besser werden.

Schon als Medizinstudentin und Assistenzärztin hatte ich mich mit der Leber beschäftigt. Allerdings litten die Leberpatienten, um die ich mich kümmerte unter ernsten Lebererkrankungen im Endstadium wie Zirrhose, chronischer

Hepatitis, Leberkrebs und Tumoren, Fettleber oder Leberversagen – ein schrecklicher Anblick. Mir taten diese Patienten sehr leid, da sie sich elend fühlten und ohne eine lebensrettende Lebertransplantation in eine zweifelhafte Zukunft blickten.

Während meines Studiums besuchte ich viele Vorlesungen von führenden Heilpraktikern und Integrativmedizinern, da mich ihre Naturheilverfahren faszinierten. Ich war überzeugt davon, dass ich viel von ihnen lernen konnte. Die Wartelisten waren immer sehr lang, und zu ihnen kamen viele Menschen, denen andere Ärzte nicht hatten helfen können. Von diesen Gesundheitsfachkräften lernte ich, wie ungeheuer wichtig die größte Drüse unseres Körpers – die Leber – ist. Die Leber eines Erwachsenen wiegt 1,2 bis 1,5 Kilogramm – das ist ein Fünfzigstel des gesamten Körpergewichts. Ja, sie nimmt viel Raum ein und dient nicht einfach nur der zusätzlichen Polsterung! Bei all ihren Patienten untersuchen Heilpraktiker den Zustand der Leber durch verschiedene Techniken wie Irisdiagnose und Akupunktur und Pulsdiagnose. Außerdem beziehen sie die Krankengeschichte des Betroffenen mit ein. In vielen Fällen stoßen sie auf ein Leberproblem, das oft sehr subtil oder manchmal auch sehr auffällig ist. Die Korrektur des schlechten Leberzustands ist also immer ein wichtiger Schritt im Heilungsprozess. Sie behandeln die Leber mit Veränderungen der Diät, speziellen Heilkräutern und mit Fastenprogrammen.

Ich habe aufgrund dieser Behandlungsmethoden viele positive therapeutische Ergebnisse gesehen und sogar einige Resultate bei sehr kranken Patienten, die fast an Wunder grenzten. Mir wurde klar, dass zur Wiederherstellung eines guten Gesundheitszustands immer der Zustand der Leber in Betracht gezogen werden muss. Doch im weiteren Verlauf meiner Ausbildung wandte ich mich der Geburtshilfe und Gynäkologie zu. Mit der Zeit geriet die Bedeutung einer Leberuntersuchung bei jedem Patienten bei mir in Vergessenheit. Gott sei Dank erinnerte ich mich eines Tages daran, wieder in dem Buch alter naturheilkundlicher Weisheit nachzuschlagen.

Eine segensreiche Erkenntnis: Die Leber ist der Schlüssel

Ich war genau wie meine Patienten sehr froh, als ich begriff, wie wichtig es ist, die Leber entsprechend ihrer großen Bedeutung zu behandeln. Mir werden viele schwierige Fälle vorgestellt, in denen die Betroffenen seit Jahren chronisch krank oder fettleibig sind. Oft kommen sie zu mir, weil ich ihre »letzte Hoffnung« bin. Dies ist eine große Verantwortung für mich, und manchmal denke ich, das Leben wäre viel einfacher, wenn sie mich nur wegen einer Halsinfektion aufsuchten. Doch dann wiederum wäre der ärztliche Beruf nicht so interessant! Ich bin mir sicher, dass ich diesen Menschen nun mit meinem Programm zur Leberreinigung und -heilung helfen kann. Es ist erstaunlich, wie sehr die Patienten meine Zuversicht und Begeisterung für diese Art der Behandlung spüren. Sie alle lassen sich fasziniert erklären, dass die Leber der Schlüssel zum Gewichtsverlust und einem ausgewogenen Stoffwechsel ist. Sie sind mit dieser Erklärung sehr zufrieden, weil so endlich deutlich wird, warum alle Jo-Jo-Diäten versagt haben und warum die Medikamente, die sie zur Kontrolle von Problemen wie Bluthochdruck, hohem Cholesterinspiegel, Allergien usw. einnehmen, nicht so wirkungsvoll waren, wie sie es sich erhofft hatten.

Schluss mit wirkungslosen Diäten

Millionen von Frauen und Männern kämpfen täglich mit irgendeiner neuen radikalen Abmagerungskur gegen die überflüssigen Pfunde. Sie geben viel Geld für spezielle Kurprogramme aus, gehen voller Verzweiflung ins Fitnessstudio und fühlen sich im Allgemeinen aufgrund ihrer Entbehrungen unglücklich. Natürlich ist es wichtig, auf ausreichende Körperbewegung zu achten und psychologisch unterstützt zu werden, und ich bin überzeugt davon, dass Selbsthilfegruppen wie Overeaters Anonymous und viele andere sehr nützlich sind. Doch im Grunde wissen die Betroffenen, dass die Ergebnisse im Vergleich zu der aufgewendeten Mühe besser sein sollten, und oft fragen sie sich, wie lange sie an diesen Programmen festhalten können. Ich kann ihnen dies nicht verdenken, denn es ist einfach zu schwer!

Sie können jetzt erleichtert aufatmen, denn Sie werden ebenfalls entdecken, dass die Leber der Schlüssel zu guter Gesundheit, einem effizienten Stoffwechsel und zur Gewichtskontrolle ist.

Die Leber ist das wichtigste Organ zur Fettverbrennung im Körper. Wenn Sie die Leberreinigungsdiät befolgen, wird sich Ihr Stoffwechsel sprunghaft verbessern, und die Fettverbrennung wird einsetzen! Wenn Sie hingegen die falschen Nahrungsmittel essen, produziert die Leber noch mehr Fett, das sich im Körper ablagert. Im Grunde ist es gar nicht so wichtig, wie viel Sie essen, sondern was Sie essen. Wenn Sie die Leberreinigungsdiät befolgen, essen Sie köstliche leberreinigende und leberfreundliche Nahrungsmittel. Ihre Leber wird es Ihnen danken und sich freudig an die Arbeit begeben, um den Stoffwechsel zu regulieren und Fett zu verbrennen. Dabei setzt ein Gewichtsverlust ganz natürlich und ohne allzu große Mühe von Ihrer Seite ein. Bei der Leberreinigungsdiät müssen Sie keine Kalorien zählen oder pedantisch jede Essensportion wiegen und Sie werden nie unter Hunger leiden! Halten Sie sich einfach an die Nahrungsmittel in der Leberreinigungsdiät, und wenn Sie Hunger haben, essen Sie einfach mehr davon, bis Ihr Hunger gestillt ist.

Zur Verbesserung Ihrer Leberfunktion müssen Sie ZWÖLF WICHTIGE GRUNDSÄTZE befolgen. Diese werden auf den Seiten 82 bis 115 vorgestellt. Noch bessere Ergebnisse erzielen Sie, wenn Sie sich an den achtwöchigen Menüplan der Leberreinigungsdiät halten, der auf den Seiten 139 bis 168 zusammengefasst und leicht zu befolgen ist. Zur weiteren Verbesserung dieses Programms habe ich im darauffolgenden Kapitel zusätzlich natürliche Therapien zur Leberreinigung und Heilung aufgeführt.

Die Leberreinigungsdiät – Hilfe bei vielen Gesundheitsstörungen

Grundsätzlich gilt: Die Leberreinigungsdiät tut jedem Menschen gut, denn sie verbessert den Gesundheitszustand und stärkt das Immunsystem im Allgemeinen. Menschen mit folgenden Gesundheitsbeschwerden bedürfen dieser Diät besonders:

Übermäßiges Körpergewicht

Wie übergewichtig Sie sind, lässt sich beispielsweise mit dem sogenannten Body-Mass-Index feststellen. Diese Zahl erhält man, indem man das Körpergewicht durch die Körpergröße im Quadrat (Körpergröße mal Körpergröße) teilt.

Der BMI ist eine anerkannte Methode, um festzustellen, ob Ihr Körpergewicht im gesunden Bereich liegt. Eine Schwäche der Methode liegt darin, dass sie Muskel- und Knochenmasse nicht berücksichtigt.

BMI = Gewicht (Kilogramm)/Größe × Größe (Meter)

Wenn Sie beispielsweise 75 Kilogramm wiegen und 1,69 Meter groß sind, errechnet sich Ihr Body-Mass-Index folgendermaßen:

75 Kilogramm/1,69 × 1,69 = 75/2,956 = 26,26

Wenn Sie sich die Rechnerei ersparen wollen, können Sie Ihren BMI leicht auf der Tabelle auf Seite 37 ablesen. Dazu legen Sie ein Lineal zwischen Ihr (unbekleidet gewogenes) Gewicht und Ihre (ohne Schuhe gemessene) Körpergröße. Dann lesen Sie den BMI auf der mittleren Skala ab.

Frauen sollten auf einen BMI zwischen 19 und 25 abzielen, was vom Körperbau abhängt (höhere Werte sind in diesem Bereich bei Menschen mit großen, schweren Knochen und viel Muskelmasse in Ordnung). Für Männer sollte der BMI im Bereich von 20 bis 26 liegen.

Als Übergewicht gilt ein Gewicht zwischen der Obergrenze des normalen BMI (25 für Frauen und 26 für Männer) und einem BMI von 29. Als Fettleibigkeit wird ein BMI definiert, der größer ist als 29. Wenn Sie Ihren Body-Mass-Index im normalen Bereich halten, reduzieren Sie das Risiko von Gefäßkrankheiten, vielen degenerativen Krankheiten, Diabetes und Krebs. Sie werden länger leben und eine bessere Lebensqualität genießen. Die Leberreinigungsdiät hilft dabei, denn jedes Mal, wenn Sie feststellen, dass Ihr Gewicht langsam den oberen Wert des Körpermasse-Index erreicht, essen Sie einfach wieder die köstlichen Menüs aus diesem Buch und Ihre Leberfunktion wird sich bessern. Nach ein paar Wochen kommt es automatisch zum Gewichtsverlust, da der Fettstoffwechsel effizienter wird. Sie müssen dazu die Nahrungsmittel nicht genau wiegen und keine Kalorien zählen, denn bei dieser Diät muss die Nahrungszufuhr nicht eingeschränkt werden. Vielmehr geht es darum, Nahrungsmittel, die die Leber

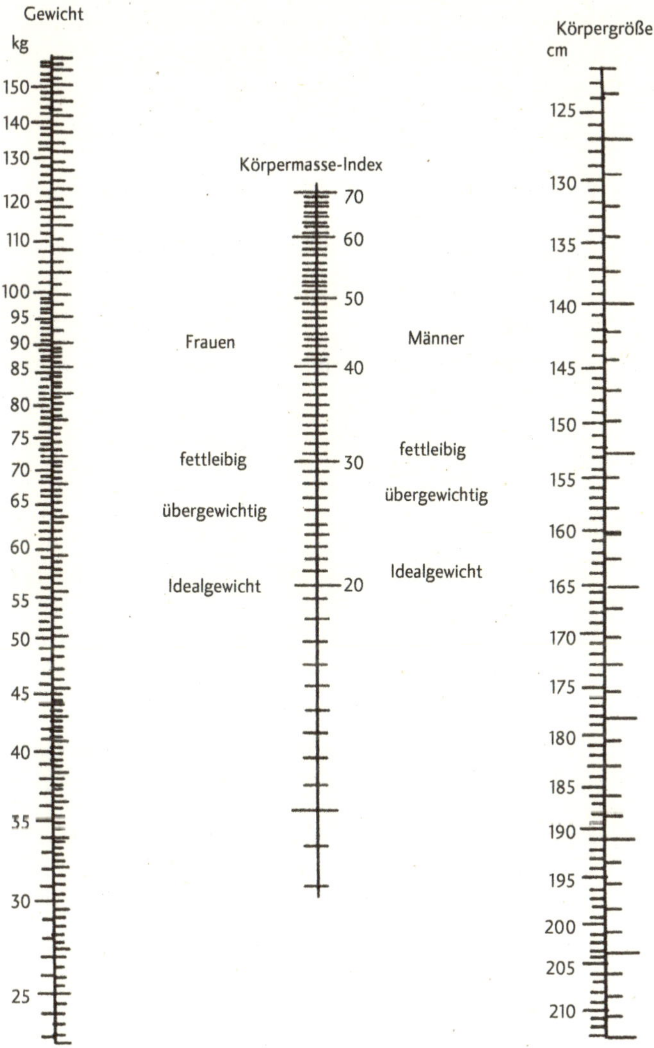

Nomogramm für den Body-Mass-Index

vergiften, zu meiden und stattdessen leberreinigende Nahrungsmittel zu essen, damit die Leber ihre Arbeit als Entgifter und Fettumwandler besser leisten kann.

Lebererkrankungen

Lebererkrankungen kommen in den unterschiedlichsten Formen vor. Für manche von ihnen können die Ärzte keine Ursache finden. Man bezeichnet sie als idiopathische Erkrankung. Die häufigsten Ursachen für Lebererkrankungen sind der Verzehr von zu vielen Kohlenhydraten und verarbeiteten Lebensmittelerzeugnissen, übermäßiger Alkoholgenuss, durch Viren hervorgerufene Hepatitis, Drogenmissbrauch (speziell bei intravenösem Spritzen), negative Reaktionen auf verschiedene Medikamente (beispielsweise Schmerzmittel, entzündungshemmende Mittel, manche Antibiotika und Medikamente für Pilzerkrankungen sowie Mittel zur Unterdrückung des Immunsystems). Die Ursachen von Lebererkrankungen sind zu vielfältig, um sie alle aufzuzählen. So habe ich Lebererkrankungen als Resultat von Autoimmunkrankheiten wie Lupus und vielen Infektionskrankheiten wie HIV (Aids), Malaria und Tuberkulose, aber auch bei Eisenspeicherkrankheit (angeborener Hämochromatose) gesehen.

Lebererkrankungen können das Ergebnis von Giften (Schimmelgifte, Schwermetalle, Insektizide, Pestizide) und organischen Lösungsmitteln sein, denen Menschen im Beruf oder in der Umwelt ausgesetzt sind. Viele aromatische und gechlorte Lösungsmittel sind krebserzeugend. Sie lagern sich in Fettbereichen des Körpers einschließlich Leber und Gehirn ab. Angehörige bestimmter Berufe sind einer höheren Konzentration an lebervergiftenden Chemikalien ausgesetzt. Zu diesen Berufen zählen Schuhhersteller, Auto- und Flugzeugmechaniker, Kammerjäger, Benutzer von Insektiziden, Arbeiter in der Plastik- und Gummiindustrie, Möbelschreiner, Friseure, Mitarbeiter in einer chemischen Reinigung und Maler.

Die Leber ist häufig von Krebs betroffen, und viele primäre Krebserkrankungen in anderen Körperorganen breiten sich schließlich auf die Leber aus (sie metastasieren), wo sie wachsen und das umgebende Lebergewebe zerstören. Oft beginnt eine Krebserkrankung auch in der Leber. Das ist logisch, denn sie ist das Organ, das durch all die ungesunden Nahrungsmittel und giftigen Chemikalien, die wir im Verlauf des Lebens zu uns nehmen, am meisten belastet wird. Eine weitere Lebererkrankung ist die polyzystische Leber, bei der die Leber durch riesige Zysten stark vergrößert wird. Die polyzystische Lebererkrankung ist genetisch bedingt und nicht häufig.

Viele Lebererkrankungen sind kurzlebig oder akut. Dank ihrer bemerkenswerten Kräfte kann sich die Leber selbst reparieren und regenerieren und meist kommt es zu einer vollständigen Erholung. Doch wenn eine ernstlich geschädigte Leber weiterhin krank machenden Einflüssen ausgesetzt ist, wie dies bei Hepatitis B und C oder andauerndem Alkoholmissbrauch der Fall ist, dürfte eine vollständige Erholung der Leber weniger wahrscheinlich sein. Nach vielen Jahren chronischer Leberentzündung und Vergiftung kann die Leber stark vernarben und sich verformen. Diesen Zustand bezeichnet man als Leberzirrhose.

Fettleber

Eine relativ häufige Ursache für unerklärbare (idiopathische) Lebererkrankungen, denen man heute begegnet, ist Fettleber, bedingt durch eine Ernährung, die viele gesättigte Fettsäuren und veränderte, beschädigte Fette (siehe dazu die Erläuterung auf Seite 64 f.) sowie raffinierten Zucker enthält. Nach vielen Jahren einer solchen Ernährung ist die Leber angeschwollen und weist Fetteinlagerungen auf. Bei Fettleber werden die Leberzellen buchstäblich von den in ihnen enthaltenen Fettkügelchen erstickt. Die betroffenen Patienten sind nicht in der Lage, Fett umzuwandeln, und leiden unter starkem Übergewicht.

Wenn Fett mehr als zehn Prozent des Gesamtgewichts der Leber ausmacht, spricht man von Fettleber. Eine gesunde Leber lagert nur sehr wenig Fett ein.

Mehr dazu finden Sie in meiner Videoserie zum Thema Fettleber auf YouTube.

So kommt der Arzt Lebererkrankungen auf die Spur

Wenn Sie den Verdacht haben, dass Ihre Leber nicht richtig arbeitet oder krank sein könnte, bitten Sie Ihren Arzt, Ihre Leber zu testen. Hierzu stehen verschiedene Techniken zur Verfügung, beispielsweise Ultraschall oder Computertomografie (durchgeführt von einem Radiologen). Eine Ultraschalluntersuchung des oberen Bauchraums zeigt die Größe und Form von Leber und Gallenblase, Milz und Bauchspeicheldrüse. Mithilfe eines CT-Scans wird die Leber auf Krebs oder Tumoren hin untersucht.

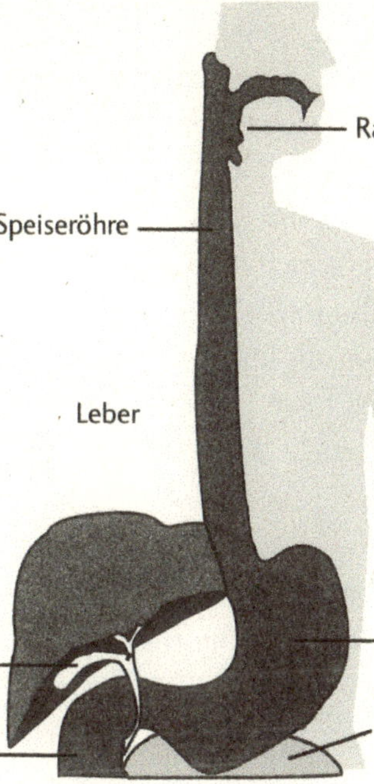

Der obere Verdauungstrakt

Mit Bluttests überprüft man den Bilirubinspiegel und die Gallensäuren. Bei bestimmten Leber- und Gallenleiden können diese Werte erhöht sein. Wenn der Bilirubinwert zu hoch ist, weist der Stuhl eine sehr helle Färbung auf, der Urin eine dunklere. Dies ist darauf zurückzuführen, dass das Bilirubin vom Darm in den Urin abgeleitet wird.

Bluttests, die den Spiegel der Leberenzyme messen, können ungewöhnlich hohe Werte im Blut zeigen, wenn die Leberzellen geschädigt oder eingerissen sind und die in den Zellen enthaltenen Enzyme ins Blut gelangen. Bei dieser Untersuchung werden folgende Leberenzyme gemessen: alkalische Phosphatase (ALK. PHOS), Gammaglutamyltransferase (Gamma-GT), Glutamat-Oxalacetat-Transaminase (SGOT) und Glutamat-Pyruvat-Transaminase (SGPT).

Im Frühstadium einer Lebererkrankung sind die Leberzellen nur leicht geschädigt, sodass die Leber-Transaminase-Enzyme (SGOT und SGPT) beim Bluttest nur leicht erhöht sind. Bei Menschen, die übermäßig viel Alkohol trinken, wird bei einem Bluttest häufig eine Erhöhung des Leberenzyms Gamma-GT festgestellt. Dies ist häufig ein isoliertes Ergebnis, und die anderen Leberenzyme sind oft normal, zumindest bei den milden Formen einer Leberschädigung durch übermäßigen Alkoholgenuss. Zu viel Alkohol kann auch zu einer Vergrößerung und abnormen Struktur roter Blutkörperchen führen.

Bei Patienten mit chronischen Leberleiden und bei manchen Menschen mit Gallenleiden kommt es zu einer starken Erhöhung der ungesunden Blutfette, also des LDL-Cholesterins und der Triglyceride. Dies überrascht nicht weiter, da die Leber das wichtigste Organ für die Steuerung des Fettstoffwechsels ist. Einige Patienten bekommen schließlich eine Fettleber; sie können auch blassgelbe Fettgeschwülste um die Augen herum und an den Gliedmaßen aufweisen. Diese Fettgeschwülste, die sich unter der Haut befinden, werden als Xanthome bezeichnet. Wahrscheinlich sind sie auch in anderen Körperorganen wie Leber, Herz, Nieren, Bauchspeicheldrüse, Lymphknoten und Arterien (Arteriosklerose) vorhanden.

Durch diese fettige Degeneration werden die lebenswichtigen Organe und Blutgefäße regelrecht erstickt. Sie ist auf die Unfähigkeit der Leber zurückzuführen, die in Übermaßen vorhandenen und geschädigten Fette, die dem Körper zugeführt wurden, umzuwandeln.

Glücklicherweise kann die Leberreinigungsdiät diesen Prozess umkehren, da sie die Fähigkeit zur wirkungsvollen Fettverbrennung bei einer zu fetten Leber wiederherstellt. Menschen mit einer Fettleber und/oder hohen Cholesterin- und Triglyzeridwerten sollten zur Verbesserung der Leberfunktion zusätzlich ein Lebertonikum einnehmen, das Taurin, Mariendistel, B-Vitamine und Selen enthält. Einiges spricht dafür, dass die Nahrungsergänzung Berberin erhöhte Cholesterin- und Triglyzeridwerte senkt. Andere Tests dienen dazu, festzustellen, ob die Leber ihre wichtigen Proteine herstellen kann. Dabei werden die Werte der Proteine Albumin und Prothrombin und verschiedener Globuline getestet und charakteristische Abnormitäten bei Menschen mit anomaler Leberfunktion angezeigt.

Ein weiterer hilfreicher Parameter zur Erkennung einer Leberentzündung ist das Serum-Eisen. Ist das Serum-Eisen normal, aber das Ferritin erhöht, liegt eine bisher unerkannte Leberentzündung vor. Je höher der Ferritinspiegel ist, desto schwerer die Leberentzündung.

Ferritin ist jene Form von Eisen, die in der Leber gespeichert wird. Die Speicher müssen gefüllt sein, damit der Körper bei Bedarf rote Blutkörperchen bilden kann. Ist die Leber geschädigt, gelangt das gespeicherte Ferritin in die Blutbahn und der Ferritinspiegel im Blut ist erhöht.

Auch erhöhte Werte von Vitamin B12 können auf eine

Lebererkrankung hinweisen, da gespeichertes Vitamin B12 aus der Leber in die Blutbahn freigesetzt wird.

Vielleicht haben Sie schon von »Leaky Gut«, dem durchlässigen Dünndarm, gehört. Es gibt offenbar auch eine »Leaky Liver«. Sind die Membranen der Leberzellen geschädigt, treten Ferritin und Vitamin B12 aus und gelangen in die Blutbahn.

Dies mag sich alles sehr technisch anhören, aber Ihr Arzt kann diese Tests leicht mit zwei oder drei kleinen Blutproben durchführen.

Im Frühstadium einer Lebererkrankung treten wahrscheinlich keine Symptome auf. Sie und Ihr Arzt wissen also vielleicht gar nicht, dass ein Problem vorliegt. Oft werden die Frühstadien einer Lebererkrankung zufällig durch routinemäßig durchgeführte Bluttests, die Tests der Leberfunktion umfassen, erkannt. Chronische Leberleiden zeigen oft lange Zeit nur minimale, vage Symptome, bis schließlich das Endstadium mit Gelbsucht und geistiger Verwirrung eintritt. Ich konnte das nur allzu oft beobachten, die Betroffenen sind wirklich schockiert!

In meiner Praxis, wo ich regelmäßig viele Bluttests durchführe, um den Hormonspiegel und die Leberfunktion bei Patienten zu überprüfen, stoße ich oft auf eine geringfügige Erhöhung der Leberenzyme, was auf eine leichte Beeinträchtigung der Leberfunktion und einen beginnenden Leberschaden hinweist. Dies lässt sich mit der Leberreinigungsdiät und bestimmten Lebertonika, wie den auf Seite 116 vorgestellten, leicht umkehren. Vielen meiner übergewichtigen Patienten fällt es schwer, abzunehmen, obwohl sie nur normal große

Portionen essen, wenn nicht vorher die Leberfunktion verbessert wird. Nach Abschluss der Leberreinigungsdiät zeigen die Leberfunktionstests meistens wieder normale Werte an und die Betroffenen nehmen von diesem Zeitpunkt an schneller ab. Die Leber ist tatsächlich ein strategisches Organ für Menschen, denen es schwerfällt, abzunehmen oder einfach mit zunehmendem Alter ein gesundes Gewicht zu behalten.

Gallenleiden

Wenn Sie unter neuen oder wieder auftretenden Gallensteinen leiden, wird Ihnen die Leberreinigungsdiät helfen. Diese Ernährungsweise korrigiert das chemische Ungleichgewicht in der Galle, das schließlich zu Gallensteinen führt. Die Leber produziert in 24 Stunden etwa 800 bis 1000 Milliliter Galle – das ist nicht wenig! Gesunde Leberzellen stellen Galle in der korrekten Zusammensetzung und Menge her.

In vielen Fällen ist es möglich, die Gallensteine aufzulösen, vorausgesetzt, die Betroffenen ernähren sich langfristig entsprechend der Leberreinigungsdiät. Die Leberreinigungsdiät kann auch bei einer Funktionsstörung der Gallenblase helfen, bei der sich das Organ nicht richtig zusammenziehen kann und nicht ausreichend Galle für den Verdauungsvorgang liefert. Auch Patienten, bei denen die Gallenblase entfernt wurde, sollten sich nach der Leberreinigungsdiät ernähren und die zwölf wichtigen Grundsätze zur Verbesserung der Leberfunktion, die auf den Seiten 82 bis 99 vorgestellt werden, befolgen. Dies ist nur logisch, da die schlechte Qualität der Galle, die von einer überlasteten Leber produziert wurde, zu diesen Gallensteinen geführt hat. Das Ungleichgewicht bleibt erhalten, wenn der Betroffene keine leberfreundlichen Nahrungsmittel isst. Selbst wenn die Gallenblase entfernt wurde, kommt es in benachbarten Bereichen oft zu neuen Problemen wie erweiterten Gallengängen, Lebersteinen, Leberzysten, Leberschmerzen, Bauchspeicheldrüsenentzündung, Erkrankungen des Gallentrakts oder Fettleber. Ich habe festgestellt, dass viele Menschen nach der chirurgischen Entfernung der Gallenblase zunehmen, weil ihre Leberfunktion nicht optimal ist.

Hilfe auch bei anderen Gesundheitsproblemen

Als ich die Leberreinigungsdiät vor mehreren Jahren zusammenstellte, um Patienten mit Fettleber oder anderen Leberleiden zu helfen, wusste ich nicht, dass ich ihre stark heilende und ausgleichende Wirkung auch bei vielen anderen, scheinbar nicht verwandten Gesundheitsproblemen beobachten würde. Bei einer ganzen Anzahl von Patienten hat diese Diät Probleme überwunden, die ich normalerweise ursprünglich mit Medikamenten behandelt hätte. Bei vielen Menschen könnte die Gabe von Medikamenten vermieden werden, wenn sie stattdessen diese Diät machten. Bei manchen akuten Problemen ist eine medikamentöse Therapie unvermeidlich. Sie könnte aber durch die Leberreinigungsdiät wirkungsvoll unterstützt werden.

Ich möchte einen solchen Fall vorstellen. Bei den aufgeführten Details handelt es sich um Tatsachen, der Name der Patientin wurde jedoch geändert.

Die 40-jährige Christine suchte mich auf, weil sie abnehmen wollte. Sie wog 89 Kilogramm und war 1,68 Meter groß, ihr BMI betrug also 31,53. Außerdem litt sie unter Depressionen und Erschöpfung, obwohl sie nicht übermäßig viel Stress ausgesetzt war. Sie war beunruhigt, als ich ihr mitteilte, dass ihr Blutdruck mit 175/100 zu hoch und ihre Leber aufgrund einer leichten Erhöhung der Leberenzyme und hoher Cholesterin- und Triglyceridwerte nicht hundertprozentig im Lot sei. Sie meinte, dass sie solche Probleme eher bei ihrer Mutter erwarten würde, aber nicht bei sich selbst, da sie sich noch als relativ jung empfand. Ihre Ernährung war typisch für jemanden mit diesen Problemen – sie aß sehr gern Käse, Fertigprodukte, Butter, salzhaltige Nahrungsmittel und hin und wieder Gerichte aus der Imbissbude. Pro Woche aß sie zwei- bis viermal Obst, und 90 Prozent des verzehrten Gemüses waren gekocht. Ich empfahl Christine die Leberreinigungsdiät und ordnete einige Tests an, um festzustellen, warum ihr Blutdruck erhöht war. Sollte ihr Blutdruck so hoch bleiben, würde sie wahrscheinlich ein Mittel gegen *Bluthochdruck* einnehmen müssen. Ich wusste nicht, wie sehr sie diese Eröffnung schockierte.

Als sie acht Wochen später in meine Praxis zurückkehrte, berichtete sie, dass sie sich nach ihrem ersten Termin bei mir wie eine alte, kranke Frau gefühlt hatte! Dies hatte sie jedoch motiviert, meine Leberreinigungsdiät acht Wochen lang hundertprozentig genau zu befolgen. Erstaunt stellte ich fest, dass Christines Blutdruck mit 125/75 jetzt völlig normal war – ein Phänomen, nachdem er acht Wochen zuvor so überhöht gewesen war. Was sie jedoch noch mehr beeindruckte, war ein Gewichtsverlust von 13 Kilogramm und die

Tatsache, dass sie sich jetzt viel energiegeladener und ausgeglichener fühlte.

Nachdem ich sie untersucht hatte, sagte ich, dass mich dieses Ergebnis wirklich überraschte und ich ihren Fall gerne in meiner Radioshow am kommenden Sonntag vorstellen würde, um zu zeigen, wie wirkungsvoll die Leberreinigungsdiät tatsächlich ist. Nach dieser Radiosendung erhielten wir über 100 Anfragen zu der Diät. Bei anderen Patienten senkte sich der Blutdruck, auch wenn es in den Frühphasen der Leberreinigungsdiät nur zu einem geringen Gewichtsverlust kam. Offensichtlich ist eine gesunde Leberfunktion äußerst wichtig für die Senkung des Blutdrucks. Ich empfehle die Leberreinigungsdiät nun all meinen Patienten mit Bluthochdruck.

Patienten mit allgemeinen Verdauungsstörungen wie Blähungen, Magenverstimmungen, schlechtem Appetit, Sodbrennen, durch Alkohol hervorgerufener Gastritis, durchlässigem Dünndarm, Übelkeit und Reizdarm werden feststellen, dass diese Diät die Entzündung im Verdauungstrakt wirksam reduzieren kann. Bei Patienten mit Divertikulitis muss die Leberreinigungsdiät möglicherweise etwas angepasst werden, da die Betroffenen kleine Kerne und Samen, Nüsse und Getreide nur dann essen können, wenn diese Zutaten gemahlen wurden. Patienten, die an Reizdarm oder Magenlähmung (Gastroparese) leiden, sollten außerdem einige der härteren Salatgemüse (beispielsweise Möhren und Rote Bete) reiben oder die Gemüse durch Pürieren zu einer kalten Suppe verarbeiten. Bei manchen Menschen wirken geriebene Äpfel beruhigend bei Gastritis und Sodbrennen. Eine Verdauungsschwäche ist in manchen Fällen auf einen Mangel an Magensäure, Galle und/oder Verdauungsenzymen der Bauchspeicheldrüse zurückzuführen. Dafür gibt es Kapseln mit Magensäure, Rindergalle und Pankreasenzymen, von denen man ein bis zwei Kapseln zu Beginn einer Mahlzeit einnimmt.

In manchen Fällen erzielt man bei einem Reizdarmsyndrom durch ein striktes Meiden glutenhaltiger Nahrungsmittel für sechs Monate eine deutliche Besserung. Jeder, der unter hartnäckigen Problemen im Magen-Darm-Bereich leidet, sollte seinen Arzt aufsuchen – vorzugsweise einen Arzt für innere Medizin, um zum Beispiel Darmkrebs auszuschließen.

Bei **Schwermetallvergiftung** kann die Leberreinigungsdiät helfen, indem sie den Gallenfluss und die Qualität der Galle verbessert. Etliche Schwermetalle, etwa Quecksilber, werden über die Galle ausgeschieden. Nahrungsergänzungsmittel mit Selen und N-Acetylcystein verstärken die Ausscheidung von Schwermetallen über die Galle.

Menschen mit **schlechter Methylierung** profitieren ebenfalls von der Leberreinigungsdiät, da sie reichlich aktivierte B-Vitamine liefert. Sobald sich die Methylierung verbessert, sinkt der Homocysteinspiegel im Blut. Die Entzündungen gehen zurück, Stimmung und geistige Klarheit bessern sich.

Die Leberreinigungsdiät kann sich auch bei hartnäckigen **Schilddrüsenproblemen** als hilfreich erweisen. Die Umwandlung des Schilddrüsenhormons in seine aktive Form findet in der Leber und im Darm statt. Wird eine Schilddrüsenfehlfunktion behandelt und die Blutwerte »normalisieren sich«, Müdigkeit und die Symptome einer Unter- oder Überfunktion der Schilddrüse bestehen aber fort, liegt das wahrscheinlich an der Leber. Sobald sich die Leberfunktion durch

Diät und ein selenhaltiges Lebertonikum verbessert, werden die Schilddrüsenhormone aktiver und das Wohlbefinden verbessert sich. Vielen Ärzten ist nicht bewusst, dass die Leberfunktion großen Einfluss auf Schilddrüsenprobleme hat.

Leber und Immunsystem – eine symbiotische Beziehung

Auch Probleme, die durch ein **Ungleichgewicht im Immunsystem** entstehen, lassen sich mit der Leberreinigungsdiät bessern. Die häufigsten Folgeerscheinungen eines überlasteten Immunsystems sind **Allergien (wie Heuschnupfen, Nesselausschlag, Hautausschläge und Asthma), Autoimmunerkrankungen, einige Arten von Arthritis, häufige Infektionen und das chronische Erschöpfungssyndrom**.

Die Schulmedizin konzentriert sich auf die Unterdrückung der Symptome dieser Krankheiten mit Medikamenten wie Antihistaminika, Steroiden, entzündungshemmenden Medikamenten, Antibiotika und Immunsuppressiva. Dies mag bei akuten, schweren Fällen notwendig sein, bei Langzeitanwendung wird jedoch die Leber überlastet, deren Aufgabe darin besteht, diese Medikamente in harmlose Metabolite zu zerlegen. Sie können manchmal sogar eine Leberkrankheit auslösen. Das ist kontraproduktiv, denn Krankheiten des Immunsystems werden durch alles, was die Leber belastet oder schädigt, noch verschlimmert. Der Mensch braucht eine gesunde Leber, um Gifte, Viren und Chemikalien daran zu hindern, seine Kapillargefäße zu überwinden. Denn dort warten die Kupffer-Sternzellen (Fresszellen) darauf, diese üblen Eindringlinge zu verschlingen. Die Leberzellen (Hepatozyten) sind sehr fleißig und sorgen dafür, dass Proteine und andere Nahrungsmittel völlig aufgespalten werden, bevor sie in den allgemeinen Kreislauf des Menschen gelangen. Wenn die Leber keine wirkungsvolle Barriere ist, gelangen unvollständig verdaute Nahrungsmittel in den Blutkreislauf. Sie werden tiefer in den Körper hineintransportiert, wo das Immunsystem mit ihnen fertig werden muss. Diese Gifte können nun die Zellen anderer Körperorgane und das Immunsystem schädigen und Entzündungen in ihren vielen Formen hervorrufen.

Meine Erfahrungen mit Allergien

Ich empfehle den meisten meiner Patienten die Leberreinigungsdiät und kann auf viele Erfolge zurückblicken. Die Betroffenen konnten die Einnahme von Medikamenten, die sie zuvor zur Unterdrückung allergischer Symptome brauchten, langsam reduzieren und einstellen. Warum sollte man Niesen und Schnupfen unterdrücken, wenn man die Ursache behandeln kann? In schweren Fällen ist eine strenge Ausschlussdiät erforderlich. Dafür sollte man den Rat eines Allergologen einholen, da die Anforderungen unterschiedlich sind.

Wenn Sie Medikamente gegen Allergien, Asthma oder Anaphylaxie einnehmen, sollten Sie die Einnahme nicht einfach ohne Beratung durch Ihren Hausarzt einstellen. Solche Medikamente können nur nach und nach unter Anleitung Ihres Arztes reduziert werden, wenn sich Ihr Zustand langsam bessert.

Allergien und Asthma sind in den letzten 20 Jahren sehr viel häufiger geworden. Sie stellen mittlerweile ein sehr großes Problem für alle Altersgruppen dar. Vielleicht haben Sie auch schon vom Mastzellaktivierungssyndrom (MCAS) gehört, einem relativ neuen Problem. Dabei werden die Mastzellen, eine Art der weißen Blutkörperchen, übermäßig aktiviert und schütten ein Übermaß an Histamin aus. Histamin verursacht eine Vielzahl von allergischen Symptomen, von Heuschnupfen bis zu Darmproblemen, Asthma, Nesselausschlag, juckenden Hautausschlägen, Migräne und Gehirnnebel. Es kann äußerst belastend sein. Im Grunde hängen MCAS und Allergien also mit einem Übermaß an Histamin im Körper zusammen. Die Leber baut große Mengen Histamin ab. Wenn die Leber nicht effizient arbeitet, verschlimmern sich auch Allergien und Migränekopfschmerzen. Ein durchlässiger Dünndarm ist oft mit Allergien verbunden, und die Aminosäure Glutamin kann, wenn sie ergänzend eingenommen wird, einen durchlässigen Dünndarm heilen. Eine histaminarme Ernährung kann für MCAS-Patienten eine deutliche Besserung bewirken. Im Internet findet man ausführliche Informationen über histaminarme Nahrungsmittel. Histamin wird im Körper hauptsächlich von einem Enzym namens Diaminoxidase (DAO) abgebaut. Wenn von diesem Verdauungsenzym zu wenig vorhanden ist, verschlimmern sich Allergien und Migränekopfschmerzen. In manchen Fällen ist ein solcher DAO-Mangel angeboren. Der DAO-Spiegel kann mittels Blutuntersuchung bestimmt werden. Wird ein DAO-Mangel nachgewiesen, helfen DAO-Kapseln oder Kapseln mit Rinderniere und -thymus, die reichlich DAO enthalten.

Damit DAO Histamin abbaut, muss ausreichend Magnesium, Vitamin C, Vitamin B6 und Kupfer vorhanden sein. Daher verschlimmert ein Mangel an diesen Nährstoffen Allergien. Auch die Einnahme der Vitamine D und K und von Bioflavonoiden kann Allergien bessern. Manche Ärzte verschreiben niedrig dosiertes Naltrexon (LDN) bei MCAS und der Versuch lohnt sich. Der Arzneistoff Cromoglicinsäure stabilisiert die Mastzellen und bewirkt so eine Verringerung der Freisetzung allergiefördernder Substanzen wie Histamin und Leukotriene. Cromoglicinsäure gibt es als Augentropfen oder zum Einnehmen bei Darmallergien und sie kann wirksam sein und ist unbedenklich.

Meine Erfahrungen mit Migräne

Ein weiteres Problem, mit dem Patienten oft zu mir kommen, sind häufige Kopfschmerzen und/oder Migräneanfälle. Viele dieser Patienten haben bereits einen Neurologen und Chiropraktiker aufgesucht und alle möglichen Medikamente ausprobiert. Manche Betroffenen verlassen sich fast täglich auf die betäubende Wirkung von Schmerzmitteln, die natürlich Gift für ihre Leber sind. Paracetamol ist bei langfristiger Einnahme oder in hohen Dosen besonders giftig für die Leber. Die wenigsten Menschen wissen, dass sich chronische Kopfschmerzen normalerweise durch eine Reinigung der Leber stark reduzieren lassen. In der traditionellen chinesischen Medizin ist dieser Zusammenhang seit Langem bekannt. Ich habe beobachtet, dass Kopfschmerzen, die mit Übelkeit und/oder Erbrechen einhergehen, ein untrügliches Anzeichen für eine suboptimale Leberfunktion sind. Wie bereits erwähnt, können Migräneanfälle auch mit einem Übermaß an Histamin zusammenhängen, das ebenfalls behoben werden muss.

Wenn Sie unter Kopfschmerzen leiden, sollten Sie die

Leberreinigungsdiät befolgen und täglich Magnesium einnehmen. Achten Sie darauf, dass Sie Magnesium in einer Form einnehmen, die gut ins Blut aufgenommen wird. Achten Sie außerdem darauf, dass Sie jeden Tag zwei Liter Wasser trinken, auch rohe Gemüsesäfte können sehr hilfreich sein. Dieses Programm wird die Häufigkeit und Schwere von Kopfschmerzen langsam reduzieren.

Meine Erfahrungen mit dem chronischen Erschöpfungssyndrom

Die Leber spielt eine wichtige Rolle in der Produktion und Aufrechterhaltung der Energie im Körper. Die Mehrzahl der Menschen, die unter dem *chronischen Erschöpfungssyndrom* leiden, erleben nach acht Wochen Leberreinigungsdiät eine starke Verbesserung ihres Zustands. Die allgemeine Erschöpfung des Energiepotenzials im Körper wird nämlich durch eine Giftstoffbelastung oder ständige Überforderung der Leber hervorgerufen. Dies sind wunderbare Nachrichten für Patienten, die schon alle Hoffnung aufgegeben haben. Man hatte ihnen jahrelang gesagt, dass es für dieses Syndrom, dessen Ursachen unbekannt sind, keine Behandlungsmöglichkeit gibt. Meiner Erfahrung nach muss man nur neugierig genug sein und alle möglichen Ursachen in Betracht ziehen. In der Regel gibt es mehrere Ursachen, die zusammenwirken, wie etwa eine gestörte Mitochondrienfunktion, ein durchlässiger Dünndarm, Fehlernährung, Insulinresistenz, Nährstoffmangel, mangelhafte Methylierung, hormonelle Störungen, Erschöpfung der Nebennieren und umwelt- und stressbedingte Faktoren. All diese Punkte sollten unbedingt angesprochen und für sich behandelt werden. Die Wirkung einer Ernährungsumstellung und des Essens leberfreundlicher Nahrungsmittel ist enorm. Die Erholung der Betroffenen hängt entscheidend davon ab.

Meine Erfahrungen mit Hormonersatztherapie

Frauen, die eine Hormonersatztherapie erhalten oder die Pille nehmen, stellen oft eine Gewichtszunahme und/oder Nebenwirkungen fest, da die Hormone von der Leber aufgespalten (metabolisiert) werden müssen. Eingenommene Hormone, insbesondere Östrogen, veranlassen die Leber, mehr von einem Protein, dem sogenannten sexualhormonbindendes Globulin (SHBG), und mehr Blutgerinnungsfaktoren herzustellen. Die erhöhte Menge an SHBG bindet und deaktiviert natürliche Geschlechtshormone wie Testosteron, was Erschöpfung und Stimmungsschwankungen verstärkt. Außerdem muss die Leber stärker arbeiten, um die zusätzlichen Hormone aufzuspalten. Dieser zusätzliche Energieaufwand der Leber kann zu Gewichtszunahme führen. Einige Arten von Progesteron in Hormonersatztherapie und Pille können außerdem den Spiegel des (schlechten) LDL-Cholesterins und die Triglyceride erhöhen. Dadurch steigt das Risiko von Blutgerinnseln. Tabletten belasten die Leber eher, während Hormonpflaster und -cremes die Hormone über die Haut einschleusen und die Leber schonen. Frauen in den Wechseljahren, die eine Hormontherapie machen oder die Pille nehmen und zunehmen und/oder sich müde und gereizt fühlen, werden feststellen, dass diese Probleme durch die Leberreinigungsdiät überwunden werden.

Meine Erfahrungen mit Virushepatitis

Bei einer Infektion mit dem Hepatitis-C-Virus verringert die Leberreinigungsdiät die Entzündung und unterstützt die Reparatur der Leber. Uns stehen ausgezeichnete antivirale Arzneimittel zur Verfügung, aber manche Menschen fühlen sich selbst nach einer medikamentösen Heilung nicht gesund und weisen erhöhte Leberenzyme auf, was auf eine anhaltende Leberentzündung hinweist. Hier können die Prinzipien der Leberreinigungsdiät viel bewirken. Näheres zum Thema Virushepatitis finden Sie ab Seite 77.

Meine Erfahrungen mit Leber und Alter

Ältere Menschen werden feststellen, dass die Leberreinigungsdiät ein wunderbares Mittel zur *Erhöhung der Lebenserwartung und Vitalität* sowie zur Abwehr degenerativer Krankheiten ist, die heute in der älteren Bevölkerung häufig anzutreffen sind. Die Leber muss jenseits der 55 auf jeden Fall unterstützt werden, da das Lebergewicht und -volumen mit zunehmendem Alter geringer wird. Die Blutversorgung der Leber nimmt oft ab, was zu einer Vergrößerung der Leberzellen führt, die versuchen, dies zu kompensieren. Die Leber wird nun nicht mehr so gut mit Medikamenten fertig, die Lebersynthese der Proteine verringert sich und das Auftreten von Cholesteringallensteinen nimmt im Alter zu.

Um diesen Veränderungen entgegenzuwirken, sollten Sie versuchen, die Leberreinigungsdiät zu befolgen und die Einnahme von Medikamenten sowie den Alkoholgenuss minimal zu halten.

Eine Fettleber verursacht eine Entzündung der Leberzellen. Entzündete Leberzellen setzen Enzyme frei, die den Abbau und die Zerstörung von Kollagen im Körper auslösen. Dies kann die Hautalterung beschleunigen. Es kann auch zum Kollagenverlust in den Gelenken und dadurch zu Steifigkeit, Schmerzen und letztendlich zu Osteoarthrose führen. Kollagenpulver, Knochenbrühe und eine ausreichende Eiweißaufnahme sind wichtig, entscheidend ist aber die Umkehr der Fettleber.

In einer normalen, gesunden Leber sind die Matrix-Metalloproteinasen (MMPs) verantwortlich für die Reparatur von Leberzellen, die während der Entgiftung des Körpers geschädigt wurden. Eine Fettleber oder entzündete Leber versucht, sich rascher zu regenerieren, und produziert daher mehr MMPs. Dahinter steckt eine Logik, aber zu viele MMPs im Körper sind nicht gut. Sie bleiben nicht nur in der Leber. Sie treten in die Blutbahn ein, und jeder Teil des Körpers, den sie erreichen, hat unter den Folgen zu leiden. Ein Übermaß an MMPs führt zu Gewebeabbau. MMPs sind für den Abbau von Matrixproteinen wie Kollagen, Elastin und Fibronektin verantwortlich. Wird Bindegewebe zu rasch abgebaut, können faltige Haut, Schmerzen und Steifigkeit in den Gelenken die Folgen sein.

Eine neuere Studie zeigte, dass ein Gewichtsverlust von zehn Prozent bei fettleibigen Erwachsenen mit Osteoarthrose im Knie zu einer Schmerzreduktion um 50 Prozent führte. Die Leber produzierte nicht mehr ganz so viele MMPs, daher ging die Knorpelzerstörung im Knie zurück. Die gute Nachricht lautet, dass die Gewichtsabnahme bei Fettleber und Übergewicht an der Leber beginnt. Daher kann ein geringgradiger Gewichtsverlust eine bedeutsame Verringerung des Arthroseschmerzes bewirken.

Meine Erfahrungen mit der Leber und Typ-II-Diabetes

Typ-II-Diabetiker leiden häufiger an einer schmerzhaften Sehnenerkrankung. Beinahe alle Typ-II-Diabetiker haben eine Fettleber. Häufig von einer Sehnenerkrankung betroffen sind die Achillessehne und die Schulter. Auslöser können Verletzungen sein, aber hohe MMP-Spiegel im Blut können die Heilung der geschädigten Sehnen verhindern und die Erkrankung wird chronisch. Bei erhöhtem Blutzuckerspiegel kommt es zur Produktion von Glykierungsendprodukten. Dabei verbindet sich Zucker mit Eiweißstoffen im Körper, etwa dem Kollagen in den Sehnen, schädigt diese und stört ihre Funktion. Zucker bindet auch an Kollagen und Elastin in der Haut, was die Haut rascher erschlaffen lässt. Wie groß das Ausmaß der Glykierung im Körper ist, zeigt ein Blutbefund, der HbA1c-Wert. Er ist ein Maß dafür, wie viel Glukose an die Eiweißstoffe in den roten Blutkörperchen gebunden ist. Die roten Blutkörperchen haben eine Lebensdauer von etwa 120 Tagen, daher zeigt der Wert den durchschnittlichen Blutzucker in den letzten drei Monaten an. Glykierungsendprodukte lassen das Kollagen im Körper steifer werden. Dadurch kann sich letztlich der gesamte Körper steif und schmerzhaft anfühlen.

Die Symptome einer überlasteten Leber

Die Anzeichen für eine Leberstörung sind sehr vielfältig. Sie können von ganz leichten bis hin zu schweren Symptomen, die den Betroffenen praktisch außer Gefecht setzen, reichen. In den sehr frühen Stadien einer Lebererkrankung gibt es häufig keine offensichtlichen Symptome.

Die Tests, die Ärzte routinemäßig zur Überprüfung der Leber einsetzen, dienen im Grunde zum Aufdecken von Leberschäden und nicht so sehr zur Überprüfung der Leberfunktion. Erhöhte Leberwerte können durch Bluttests erst dann entdeckt werden, wenn die Leberzellen bereits so geschädigt sind, dass sie die in den Zellen enthaltenen Enzyme abgeben. Auch wenn also die Bluttests zur Überprüfung von Leberenzymen und Leberproteinen normal aussehen, heißt das noch lange nicht, dass Ihre Leber hundertprozentig gut funktioniert und Sie sich richtig wohlfühlen. Wenn Sie unter vagen und unspezifischen Symptomen leiden, für die der Arzt keine Ursache findet, rate ich Ihnen, meine Leberreinigungsdiät zu befolgen, da die Leber der wichtigste Regulator des Flusses von Nahrungsenergie ins Blut ist.

Die ersten biochemischen Anzeichen einer Leberstörung sind manchmal erhöhte Blutfettwerte, das heißt, Cholesterin > 5,5 mmol/Liter und Triglyceride > 2,0 mmol/Liter (nüchtern gemessen).

Symptome einer leichten Leberstörung

Häufige Symptome einer beeinträchtigten Leberfunktion sind schlechte Verdauung, Blähungen, Übelkeit besonders nach fettreichen Nahrungsmitteln, Verstopfung und Reizdarmsyndrom. Ein häufiges Symptom ist eine unfreiwillige Gewichtszunahme speziell im Bauchbereich. Eine gesunde Leber verbrennt Fett, eine kranke Leber speichert Fett.

Wenn Sie morgens mit schlechtem Atem und/oder einer belegten Zunge aufwachen, braucht Ihre Leber unbedingt Hilfe. Die Leberreinigungsdiät kann diese peinlichen Symptome reduzieren.

Wenn die Leber träge ist, gelangen übermäßig große Mengen von giftigen Metaboliten in den Blutkreislauf und können die Hirnfunktion beeinflussen, was zu unangenehmen Stimmungsschwankungen, Depressionen und zu einem »benebelten Gehirn« führt. Konzentration und Erinnerungsvermögen sind nicht mehr so gut wie zu der Zeit, als die Leber noch die richtige biochemische Zusammensetzung des Blutes aufrechterhalten konnte. Patienten, die die Leberreinigungsdiät befolgt haben, berichten, dass sie mit Verbesserung der Leberfunktion ruhiger geworden sind und wieder klarer denken können.

Eine schlechte Leberfunktion kann Allergien, Migräne, Heuschnupfen, Nesselausschlag, Hautausschläge und Asthma auslösen oder verschärfen, siehe Mastzellaktivierungssyndrom auf Seite 51. Das trifft besonders bei Menschen zu, die zum ersten Mal in mittleren Jahren unter Allergien leiden. Diese Zustände verbessern sich langsam, wenn Nahrungsmittel und Gifte, die die Leber überlasten, eliminiert werden.

Ich habe beobachtet, dass Patienten mit Autoimmunkrankheiten (z. B. Lupus erythematodes [Schmetterlingsflechte], Polyarthritis, Hashimoto-Thyreoiditis, Crohn'scher Krankheit und anderen) oft unter Allergien gelitten haben, bevor sich die Symptome der Autoimmunkrankheit manifestierten. Ich habe auch festgestellt, dass die Ernährung der Patienten mit Autoimmunproblemen reich an verarbeiteten Nahrungsmitteln mit synthetischen Chemikalien ist, beispielsweise künstlichen Aromen und Farbstoffen, Aspartam, veränderten Pflanzenölen, Gluten und Konservierungsmitteln. Sie sind in Light-Getränken, Süßigkeiten, abgepackten Plätzchen, Chips und Snacks enthalten. Diese Chemikalien setzen sich in der Leber ab, bis es ihnen schließlich gelingt, die schützende, filternde Barriere aus Leberzellen zu überwinden und in den Blutkreislauf zu gelangen. Sie lassen sich nun in den Zellen verschiedener Körperorgane, Muskeln und Gelenke nieder, bis das Gewebe langsam »chemisch verseucht« wird. Das Immunsystem kann diese Zellen nun nicht mehr als natürlichen Teil des Körpers erkennen, sondern betrachtet sie stattdessen als einen Eindringling, der zerstört werden muss. Es produziert Antikörper, die die eigenen Zellen angreifen – eine sogenannte Autoimmunkrankheit ist entstanden. Wenn Ihr Körper durch ein Übermaß an Chemikalien aus verarbeiteten Nahrungsmitteln oder durch Umweltgifte überlastet ist, steigt das Risiko eines Mastzellaktivierungssyndroms (MCAS) – siehe Seite 51.

Wenn Sie unter einer Autoimmunkrankheit leiden, brauchen Sie die Leberreinigungsdiät, um die Chemikalien aus Ihrem Körper zu entfernen und die irritierende Belastung

Ihres Immunsystems zu reduzieren. Ich hatte mehrere Patienten mit Lupus, die durch Befolgen der Leberreinigungsdiät und die Einnahme geeigneter Mineralstoffe und Vitamine von ihrer Krankheit geheilt wurden und nun symptomfrei sind, was anhand von Blutuntersuchungen überprüft wurde.

Häufig werden Autoimmunkrankheiten durch Gluten ausgelöst oder verschlimmert, weshalb man Gluten versuchsweise weglassen sollte. Eine Glutenunverträglichkeit ist nicht unbedingt eine Zöliakie. Gluten ist ein Eiweißstoff in Weizen, Roggen, Gerste und zum Teil in Hafer und in vielen verarbeiteten Nahrungsmitteln. Wenn Sie eine Glutenunverträglichkeit vermuten, lassen Sie von Ihrem Arzt in einer Blutuntersuchung Ihren HLA-DQ-DR-Genotyp ermitteln unter der Angabe »Verdachtsdiagnose Glutenunverträglichkeit«. Wenn diese Gene vorliegen, wird eine glutenfreie Ernährung zusammen mit der ergänzenden Einnahme von Selen, Zink, Vitamin C und Vitamin D eventuell eine beträchtliche Besserung Ihrer Autoimmunkrankheit bewirken.

Eine schlechte Leberfunktion kann Bluthochdruck und/oder Flüssigkeitsansammlung im Gewebe verschlimmern. Eine medikamentöse Therapie ist schwierig und bringt oft nur unbefriedigende Ergebnisse. Das Problem entsteht durch ein Übermaß des Nebennierenhormons Aldosteron, das normalerweise von der Leber abgebaut wird. Die Folgen sind eine verminderte Ausscheidung von Natrium und geringe Kaliumwerte, und dieses elektrolytische Ungleichgewicht erhöht den Blutdruck.

Die Leber kontrolliert außerdem den Spiegel der Blutfette, und wenn diese überhandnehmen, wird das Blut zu klebrig oder zähflüssig, was ebenfalls den Blutdruck erhöht. Ich habe gesehen, wie die Leberreinigungsdiät hohen Blutdruck auf ein völlig normales Maß gebracht hat, ohne dass Medikamente erforderlich waren. Höherer Blutdruck ist gefährlich und erhöht das Risiko von Herzinfarkten und Schlaganfällen und bedarf stets der ärztlichen Kontrolle. Die Leberreinigungsdiät kann in vielen Fällen den Blutdruck verringern und zudem das Risiko von Gefäßkrankheiten reduzieren. Blutdruckmedikamente dürfen nicht ohne Rücksprache mit dem Arzt abgesetzt werden.

Hier ist der interessante Fall einer etwa 55-jährigen Frau, die mit gefährlich hohem Blutdruck von 220/130 in meine Praxis kam! Sie war übergewichtig und stand unter großem Stress, was ihren Blutdruck in die Höhe trieb. Ihr Blutdruck war trotz gleichzeitiger Einnahme von fünf Blutdruckmedikamenten so hoch! Sie nahm Betablocker, Alphablocker, ACE-Hemmer, Angiotensin-Rezeptor-Blocker und Diuretika, und all die Wechselwirkungen machten sie schon ganz konfus. Sie dachte, das wäre eine beginnende Demenz! Ich verordnete ihr eine dreiwöchige Kur ohne Mobiltelefon und mit Meditation, Spaziergängen, Intervallfasten und rohen Säften. Ich strich vier der fünf Blutdruckmedikamente, weil sie ohnehin nicht wirkten. Drei Wochen später lag ihr Blutdruck bei 150/95 und sie hatte einiges an Gewicht abgenommen. Weitere Informationen zum Thema Bluthochdruck finden Sie auch in meinen YouTube-Videos.

Wenn Sie unter medizinischen Problemen wie Bluthochdruck oder Diabetes leiden, dürfen Sie Ihre Medikamente natürlich nur mit Zustimmung Ihres Arztes absetzen.

Ein weiteres Symptom für eine überlastete Leber ist die Hypoglykämie (Unterzuckerung). Sie kann starke Schwankungen der Blutzuckerwerte mit einem sehr niedrigen Zuckerspiegel auslösen, was zu Müdigkeit, Benommenheit, Schwindel und Verlangen nach Zucker führt. Dieses Verlangen nach Zucker kann extrem werden, und viele Betroffene werden buchstäblich süchtig nach Dingen wie Schokolade und Eiscreme, genau wie ein Alkoholiker sich nicht mehr kontrollieren kann, sobald er den ersten Schluck Alkohol genossen hat. Es ist daher nicht verwunderlich, dass Menschen, die unter Unterzuckerung leiden, normalerweise auch zu Gewichtsproblemen und Candidamykosen (Candidiasis) neigen.

Eine gesunde Leber wandelt ein Übermaß an Zucker (Glukose), der mit der Nahrung aufgenommen wurde, in eine als Glykogen bezeichnete Form um, die in der Leber gespeichert wird. Wenn der Blutzuckerspiegel sinkt, setzt eine gesunde Leber Glukose aus ihrem Glykogenspeicher schnell ins Blut frei und vermeidet auf diese Weise einen rapiden Abfall der Blutzuckerwerte. Der Zusammenhang zwischen einer trägen Leber und instabilen Blutzuckerwerten, was zur Sucht nach Zucker, übermäßigem Gewicht, Diabetes und Candidamykosen führen kann, ist also offensichtlich. Die Leberreinigungsdiät kann der Leber bei der Blutglukosekontrolle helfen und ist eine ausgezeichnete Waffe im Kampf gegen die Sucht nach Zucker.

Eine schlechte Leber- und Gallenblasenfunktion macht sich häufig als Intoleranz gegenüber fetthaltigen Nahrungsmitteln bemerkbar. Wenn Sie Ihrer Leber zu viele gesättigte Fettsäuren oder veränderte, beschädigte pflanzliche Fette zuführen, werden daraus ungesunde Fette wie Triglyzeride und schlechtes (LDL-)Cholesterin. Ihre Leber wird versuchen, diese über die Galle, die in die Gallenblase und dann in den Dünndarm fließt, aus dem Körper hinauszupumpen. Dadurch erhöht sich der Cholesteringehalt der Galle, was zu Entzündungen dieses Organs und Gallensteinen führen kann, die aus hartem Cholesterin bestehen. Wenn Ihre Leber nicht effizient arbeitet, produziert sie nicht genug Gallensalze, um das Gallencholesterin in gelöster Form zu halten. So entstehen Gallensteine. Eine schlechte Leberfunktion kann also zu Gallenleiden führen. Sie verursachen eine Intoleranz gegenüber fetthaltigen Nahrungsmitteln, Übelkeit, Erbrechen und Schmerzen im Oberbauch, die in den Rücken und in die rechte Schulter ausstrahlen können.

Ein weiteres Symptom einer trägen Leber ist Müdigkeit, die zu einem chronischen Erschöpfungssyndrom fortschreiten kann.

In 99 Prozent solcher Fälle gibt mir die Ernährungsweise der Betroffenen Hinweise, denn diese Patienten essen zu viel gesättigte Fettsäuren und veränderte, beschädigte Fette und nicht genug Gemüse und Obst. Wie wir bereits gesehen haben, sind Leber und Immunsystem stark miteinander verbunden: Wie ein Ehepaar sind sie voneinander abhängig und das Glück des einen hängt jeweils von dem des anderen ab. Um das chronische Erschöpfungssyndrom zu überwinden, muss das überarbeitete Immunsystem durch eine Reinigung der Leber entlastet werden.

Ein häufiges Symptom einer überarbeiteten oder vergifteten Leber ist übermäßige Körperhitze, die mit Schwitzen oder

Körpergeruch einhergeht. Wenn Sie sich häufig überhitzt fühlen, ist dies vielleicht nicht nur auf Hitzewellen oder das Klima zurückzuführen. Vielmehr braucht Ihre Leber wahrscheinlich einen Frühjahrsputz.

Wenn Ihre Leberfunktion nicht auf der Höhe ist, werden Sie feststellen, dass sich die Toleranz gegenüber Alkohol, chemischen Substanzen und verschiedenen Medikamenten verringert. Vielleicht fühlen Sie sich bereits nach nur einem Bier betrunken und haben am nächsten Tag nach nur ein oder zwei Getränken in der Kneipe einen schlimmen Kater. Sie könnten aber auch plötzlich auf verschiedene chemische Substanzen oder verschreibungspflichtige Medikamente, die Sie zuvor problemlos einnehmen konnten, stark allergisch reagieren.

Die Sichtweise chinesischer Ärzte

In der traditionellen chinesischen Medizin gilt die Leber als äußerst wichtiges Organ und wird als eines der fünf wichtigsten Körperorgane oder »Zang-Organe« bezeichnet, die eine Speicherfunktion haben. Chinesische Ärzte lehren, dass der ruhige und reibungslose Fluss der Körperenergie »Qi« nur bei gesunder Lebertätigkeit möglich ist. Die Chinesen bezeichnen die Leber als den »General der Armee«, der die Körperstrategie und -harmonie lenkt. Sie sagen, dass das Herz zwar den Geist beherbergt, aber dass die Leber diesen Geist ins Ungleichgewicht bringen kann. Diese beiden Faktoren bedingen sich gegenseitig: Emotionale Belastungen können die Leberfunktion verschlechtern und Disharmonie in der Leber kann negative Auswirkungen auf den emotionalen Zustand haben, was zu Reizbarkeit, Angst und starken Depressionen mit Selbstmordneigung führen kann.

Sicher haben Sie schon einmal den Ausdruck »Ihm ist eine Laus über die Leber gelaufen« gehört. Mit anderen Worten: Halten Sie sich von ihm fern, da er schlecht gelaunt ist. Der durch ein Übermaß an verarbeiteten Nahrungsmitteln, Zucker, Alkohol oder Drogen hervorgerufene toxische Zustand der Leber führt nicht nur zu einem Kater! Der Betroffene fühlt sich gereizt, launenhaft, vielleicht aggressiv und depressiv. Viele Fälle von leichten oder mittelschweren Depressionen könnten mit einer Leberreinigungsdiät und Heilkräutern für die Leber behandelt werden, sodass die Dosis der Antidepressiva langsam verringert werden kann.

Die Chinesen haben eine Leberarznei mit dem hübschen Namen »der freie und unbeschwerte Wanderer«, die sie bei Depressionen verwenden. Sie enthält das chinesische Kraut Xiao Yan Wan. Wir können alle zu freien und unbeschwerten Wanderern werden, wenn wir uns entsprechend um unsere Leber kümmern – die Leberreinigungsdiät wird Ihnen dabei helfen. Ein gutes Lebertonikum (Näheres dazu auf Seite 116) wird Ihr freies und unbeschwertes altes Ich ebenfalls zurückbringen.

Den chinesischen Ärzten zufolge führt eine stagnierende Leber zu »innerer Unruhe und Hitze« und schließlich zu »emporsteigendem Feuer«. Dies steigert die Unruhe, was schlechten Schlaf, Schwindel, Kopfschmerzen und Zorn zur Folge hat. Die Chinesen verwenden dafür die Bezeichnung »gan ho« und meinen damit jemanden, der aggressiv und gereizt ist. Spiegelt diese Beschreibung wider, wie Sie sich manchmal fühlen? Dies könnte darauf zurückzuführen sein, dass Ihre »Leber brennt«, weil sie mit Giftstoffen überlastet ist.

Die Chinesen lehren, dass die Leber den harmonischen Fluss der Energie im Verdauungstrakt steuert. Wenn ihr dies nicht gelingt, gerät zu viel Nahrungsenergie in Magen und Milz, was zu Schwellungen des Bauches und Übelkeit führt. Chinesische Ärzte behandeln zu hohes Gewicht immer auch durch eine Unterstützung der Leberfunktion; sie können allerdings im Gegensatz zu den westlichen Zivilisationen auf viele Jahrhunderte zurückblicken, in denen dieses Verständnis gewachsen ist.

Der schlechte Zustand von Nägeln sowie steife Muskeln und Sehnen wird in der chinesischen Medizin ebenfalls auf eine Leberschwäche zurückgeführt. Bei der Beurteilung des Leberzustands beziehen chinesische Ärzte auch die Augen des Patienten mit ein. Trockene, rote und juckende Augen werden nach ihrer Lehre durch zu viel Hitze in der Leber verursacht. Wenn Ihre Augen klar strahlen, ist dies immer ein gutes Zeichen für die Leber.

Die Leberreinigungsdiät gewährleistet eine ausgewogene, gesunde Ernährung. Wenn Sie Ihre Essgewohnheiten nach meinem Leberreinigungsprogramm ausrichten, werden Sie durch Ihre Ernährung für Gesundheit und eine hohe Lebenserwartung sorgen, im Gegensatz zu den vielen Menschen, die »mit den eigenen Zähnen ihr Grab graben«.

Aufbau und Funktion der Leber

Die Leber ist ein sehr hart arbeitendes Organ. Indiz dafür ist ihre starke Blutversorgung: Das Blut fließt mit einer Rate von 1,4 Litern pro Minute durch sie hindurch. Unglaublich!

Die Aktivität einer gesunden Leber erzeugt viel Hitze und sie erhöht damit die Körpertemperatur. Aus diesem Grund ist einem nach einer großen Mahlzeit oft heiß.

Die Leber wird durch die Rippen geschützt und befindet sich auf der rechten Seite im Oberbauch. Sie besteht aus zwei sogenannten Leberlappen – der rechte ist etwa sechsmal so groß wie der linke. Die beiden Lappen werden durch ein Fasergewebe getrennt, das als *Ligamentum falciforme* (Sichelförmiges Band) bezeichnet wird. Der große Lappen lässt sich in kleinere Lappen unterteilen, die auf der Unterseite oder unter der Leberoberfläche sichtbar sind.

Die Leber ist die größte Drüse des Körpers. Wenn Sie also zu jemandem sagen: »Wusstest du, dass deine Leber größer als dein Gehirn ist?«, dann ist dies keine Beleidigung!

Die Leber weist eine weitere Besonderheit auf: Sie ist das einzige Organ, das aus zwei verschiedenen Quellen mit Blut versorgt wird. Die Leberarterie transportiert sauerstoffreiches Blut vom Herzen zur Leber, während die Pfortader Blut aus Magen und Darm zuführt, das mit Nährstoffen aus der Nahrung angereichert ist.

Die Leberarterie und die Pfortader münden zusammen durch einen Spalt an der Unterseite, der als *Leberpforte* bezeichnet wird, in die Leber ein und verzweigen sich dann an dieser Stelle, um den linken und Rechter Leberlappen zu versorgen. Im Innern der Leber verästeln sich diese Blutgefäße immer weiter wie die Zweige eines Baums und versorgen alle Teile des Organs mit Blut.

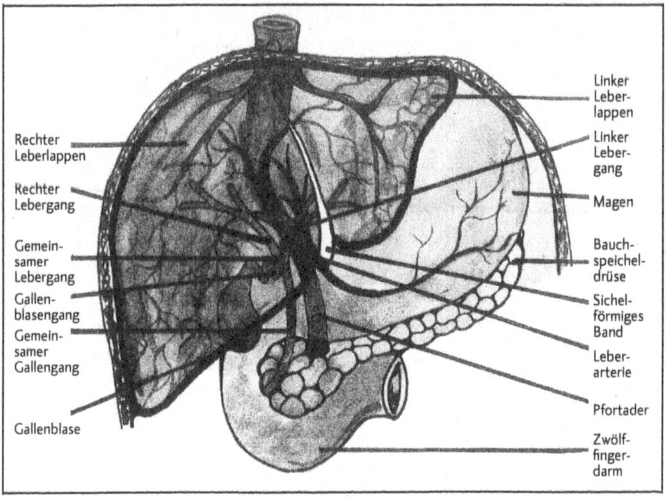

Vorderansicht der Leber

In der Leber arbeiten hoch spezialisierte Zellen

Die winzigen Verästelungen der Blutgefäße reichen bis in die mikroskopisch kleinen Räume zwischen den Leberzellen – die Sinusoiden. Sie sind von großer Bedeutung für die Leberreinigung und -ernährung. Die sinusoidalen Räume sind mit speziellen Zellen ausgekleidet, beispielsweise mit Zellen zur Fettspeicherung, Endothelzellen und den erstaunlichsten Zellen überhaupt – den Kupffer-Sternzellen (Fresszellen). Die Fresszellen sind hoch spezialisiert und können von der Leber nur schwer ersetzt werden.

Man könnte die Fresszellen als Müllabfuhr der Leber bezeichnen und wir alle wissen, was mit unserer Umwelt passiert, wenn die Mitarbeiter der Müllabfuhr streiken. Fresszellen sind mobil und ähneln kleinen Kraken, die herumschwimmen und Blut im Innern des Sinusoids reinigen. Die Fresszellen verschlingen und zerstören tote Zellen, Krebszellen, Pilze, Viren, Bakterien, Parasiten, künstliche Chemikalien und gefährliche Fremdkörper. Wenn die Fresszelle ihr gefährliches Opfer aufgenommen hat, spaltet sie es mit Enzymen auf und macht es unschädlich.

Wenn diese Fresszellen langfristig zu hart arbeiten müssen, nehmen sie Schaden, sodass die Aufgaben der Leber bei der Blutreinigung nicht gelöst werden. In solchen Fällen können sich Gesundheitsstörungen mit vielen verschiedenen Symptomen bemerkbar machen.

Die Sinusoiden zwischen den Leberzellbalken entleeren

sich in Zentralvenen, die wiederum in größere Lebervenen münden. Von dort wird das Blut von der Leber weg zurück zum Herzen geleitet. Daher hängt die Sauberkeit des Blutes, das zum Herzen zurückgeführt wird, von der effizienten Funktion der Leberzellen und Sinusoiden ab.

Die Leber produziert eine gelbgrüne Substanz: die Galle. Sie dient zur Emulsion und Aufnahme von Fetten aus dem Dünndarm. Die Leberzellen geben täglich 800 bis 1000 Milliliter Galle in die Kapillargefäße ab, die sich zwischen Gruppen von Leberzellen befinden. Sie werden als Gallenkapillaren bezeichnet und sammeln die Gallenflüssigkeit. Auch sie münden in größere Gänge ein, die sich zum rechten und linken Gallengang und schließlich zum Lebergang vereinigen. Die Galle ist eine Speicherblase für Gallenflüssigkeit, die über den Gallenblasengang mit dem Lebergang verbunden ist. Die Gallenflüssigkeit wird dann über den gemeinschaftlichen Gallengang in den Zwölffingerdarm transportiert.

Galle ist eine Flüssigkeit, die sich aus Wasser, Gallensalzen, Cholesterin, Gallenpigmenten, Lecithin, Lipiden und Elektrolyten zusammensetzt. Gallensalze werden von den Leberzellen aus Cholesterin hergestellt, das entweder aus der Nahrung stammt oder während des Fettstoffwechsels hergestellt wird. Cholesterin selbst fällt in der Galle als Nebenprodukt des Gallensalzstoffwechsels an. Das Gallencholesterin wird mithilfe von Gallensalzen und Lecithin in lösliche Partikel umgewandelt, die man als Mizellen bezeichnet. Es sollte idealerweise in löslicher Form gehalten werden. Größere Mengen von Cholesterin in der Galle sind auf ein Übermaß an verän-

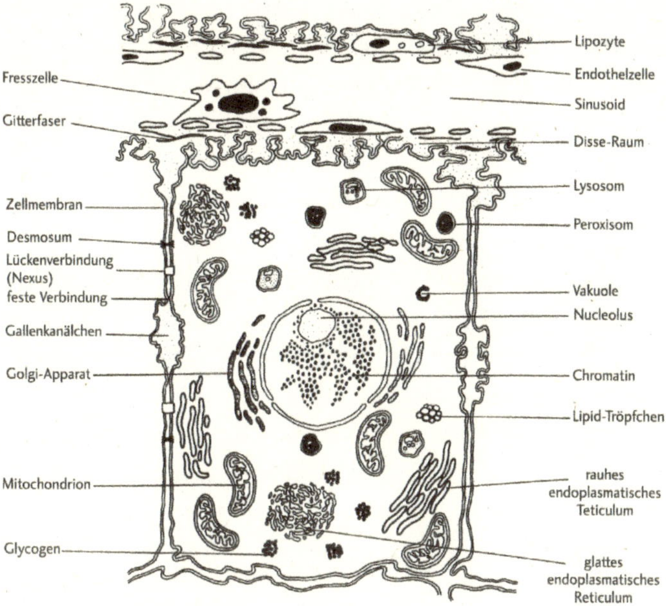

Die Organellen der Leberzelle (Hepatozyte).
Abdruck mit freundlicher Genehmigung von Blackwell Scientific Publications

derten Pflanzenfetten und Kohlenhydraten in der Ernährung zurückzuführen. Menschen, die sich fettreich ernähren, neigen zu Gallensteinen, die aus einem Zuviel an Cholesterin in der Galle entstehen. Wenn jemand zu wenig Wasser trinkt, ist die Gallenflüssigkeit eher zäh und begünstigt die Bildung von Steinen.

Gallensalze werden durch eine Reihe von chemischen Reaktionen in den Leberzellen aus Cholesterin hergestellt und bilden auf diese Weise die wichtigen Gallensäuren Cholsäure und Chenodeoxycholsäure. Die beiden Gallensäuren verbinden sich mit den Aminosäuren Taurin und Glycin. Man bezeichnet diese Kombination als konjugierte Gallensäure. Ein Gallensalz ist eine Gallensäure, die ein Wasserstoffion verloren und ein Kalium- oder Natriumion aufgenommen hat.

Die Produktion von Galle in der Leber ist also ein sehr fein abgestimmter Prozess und kann durch schlechte Ernährung sowie durch einen Mangel an Taurin gestört werden. Alle guten Lebertonika sollten deshalb Taurin und Lecithin sowie bestimmte Leberkräuter enthalten.

Gallenpigmente wie Bilirubin verleihen der Galle ihre gelbgrüne Farbe. Wenn die Leberzellen oder Gallengänge geschädigt oder durch Steine oder Narben blockiert sind, kann das Bilirubin nicht in die Galle abgegeben werden. Die Bilirubinpigmente im Körper nehmen zu und verleihen Haut und Augen eine gelbliche Farbe. Dies bezeichnet man als Gelbsucht.

Ein erstaunliches Organ mit den verschiedensten Funktionen

Die ganz unterschiedlichen Stoffwechsel- und regulierenden Funktionen der Leber sind die Grundlage für unsere Gesundheit und unser Wohlbefinden. Der folgende Überblick wird Sie in Staunen versetzen.

Die Leber regelt den Kohlenhydratstoffwechsel

Sie verwandelt Glukose in Glykogen und speichert es. Leberglykogen kann bei Bedarf wieder als Glukose ins Blut abgegeben werden, um den Blutzuckerspiegel aufrechtzuerhalten.

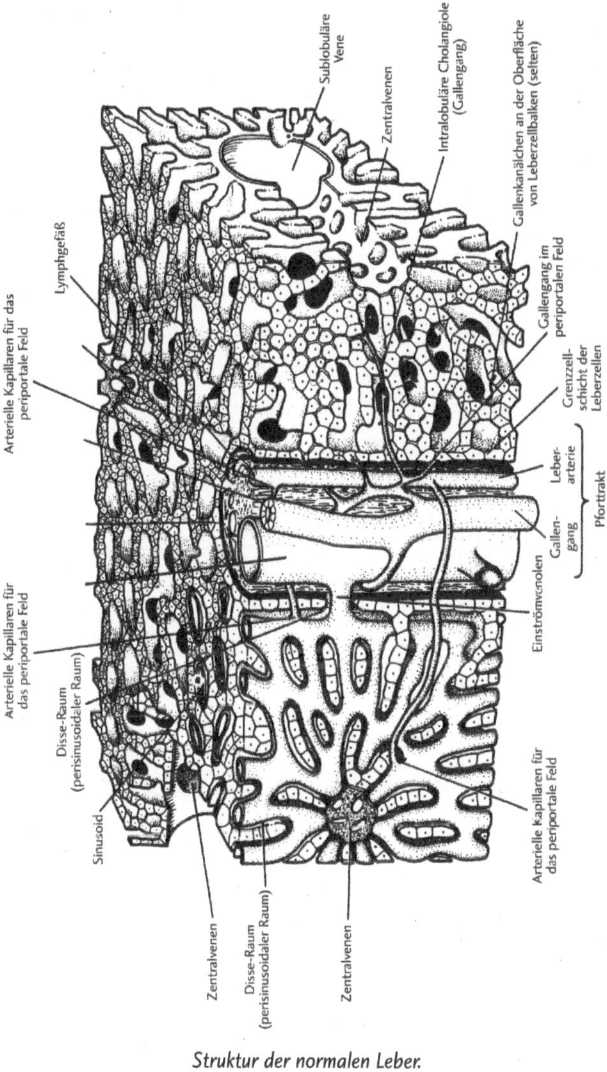

Struktur der normalen Leber.
Abdruck mit freundlicher Genehmigung von Blackwell Scientific Publications

Wenn im Körper zu wenig Kohlenhydrate vorhanden sind, kann die Leber aus Fett oder Eiweiß Kohlenhydrate herstellen.

Die Leber hat eine Speicherfunktion

Sie speichert Glykogen, die fettlöslichen Vitamine A, D und K sowie viele Vitamine des B-Komplexes (einschließlich Vitamin B12), Eisen und Kupfer.

Die Leber regelt den Eiweißstoffwechsel

Die Leber stellt viele Körpereiweiße wie Albumin und Blutgerinnungsfaktoren wie Prothrombin und Fibrinogen her, die bei Bedarf für die Blutgerinnung sorgen. Sie produziert Globulin, ein Protein, das die steroiden Geschlechtshormone im Körper bindet (SHGB). Eine gesunde Leber ist wichtig für einen guten Geschlechtstrieb (Libido). Wenn die Leber zu viel SHGB herstellt, kann der Geschlechtstrieb darunter leiden. Viele Menschen, die die Leberreinigungsdiät befolgt haben, berichteten mir, dass sich ihre Libido verbessert habe.

Die Leber stellt viele Proteine für den Transport von Substanzen (wie Fetten, Eisen, Hormonen und Medikamenten) durch den Blutstrom her. Ein Leberprotein, das Lipoprotein hoher Dichte (HDL), wird bei Blutuntersuchungen häufig überprüft, da ein hoher Wert zur Reduzierung von Herzkrankheiten beiträgt. HDL transportiert nämlich Cholesterin aus den Wänden der Blutgefäße zurück zur Leber, damit es ausgeschieden wird. Aus diesem Grund ist für gesunde Blutgefäße eine gesunde Leber erforderlich.

Die Leber entschärft viele toxische Substanzen

Sie tut das entweder mithilfe der Fresszellen oder durch Zugabe einer chemischen Substanz zu dem Gift, das sie eliminiert oder deaktiviert. Sie wandelt Medikamente, Steroide und Abfallprodukte des Körpers wie giftiges Ammoniak auf biologischem Weg um. Ammoniak entsteht im Körper durch die Zerlegung von Protein. Größere Mengen Ammoniak im Blut sind sehr giftig für das Gehirn. Eine gesunde Leber kann es in Harnstoff zerlegen, der dann über die Nieren im Harn ausgeschieden wird. Das mikrosomale ethanoloxidierende System (MEOS), ein besonders wichtiges Enzymsystem im Entgiftungsprozess der Leber, ist stark abhängig von Vitamin C, B-Vitaminen, Selen und Taurin. Die meisten Menschen nehmen davon nicht genug zu sich. Bei toxischer Überlastung kann die Leber ihren Aufgaben bei der Entgiftung nicht gerecht werden und muss selbst die Hauptlast dieser Gifte tragen.

Symptome einer schweren Lebererkrankung

Diese Symptome treten nur auf, wenn die Leber stark geschädigt ist, wie dies beispielsweise im Endstadium der Leberzirrhose, bei Leberkrebs oder Leberzerstörung (Nekrose) der Fall ist. Die Folgen sind Gelbsucht, starke Depressionen, große Müdigkeit, starke Schwellung des Bauches, Schwerfälligkeit, geistige Verwirrung und Koma. Es kann zu Magen- oder Darmblutungen kommen und die Handflächen können eine tiefrote Farbe annehmen. In solchen Fällen ist eine Lebertransplantation die beste Lösung.

Die Ursachen für schwere Leberkrankheiten und Leberversagen sind Alkoholismus, Leberkrebs, Missbrauch von Schmerzmitteln und Überdosen des für die Leber stark giftigen Schmerzmittels Paracetamol, schwere allergische Reaktionen auf einige Medikamente und Pestizide sowie Infektionen mit dem Hepatitis-B- und Hepatitis-C-Virus. Glücklicherweise ist es heute möglich, Menschen gegen Hepatitis B zu impfen. Dies sollte unbedingt getan werden, speziell bei Reisen in Entwicklungsländer oder bei Tätigkeiten im Gesundheitswesen. Hepatitis C wird über Blutkontakt von einem bereits Infizierten übertragen. Das kann durch gemeinsam verwendete Nadeln bei Drogenabhängigen, Rasierklingen, unsterile Piercings oder Tätowierungen und Verletzungen mit Nadeln geschehen. Hepatits C tritt häufig bei Blutern auf, die wiederholt Bluttransfusionen brauchen. Die Mehrzahl der Infektionen geht allerdings auf die Zeit vor 1986 zurück. Nach diesem Zeitpunkt wurden Blutprodukte wärmebehandelt, um Viren auszumerzen. Hepatitis C verseucht die Blutvorräte genauso wie das Aidsvirus. Das Hepatitis-C-Virus greift die Leber an und kann eine degenerative Zirrhose, Leberversagen und Leberkrebs auslösen. Das Virus erweist sich als Zeitbombe. Tausende von Menschen sind Träger des Virus, es kann jedoch zehn bis 20 Jahre dauern, bis nach der ursprünglichen Infektion eine Lebererkrankung auftritt. Erst jetzt, da Menschen, die vor Jahren infiziert wurden, erkranken, wird die wahre Natur der Hepatitis-C-Virulenz offensichtlich.

Menschen, die sich im Anfangs- oder mittleren Stadium einer Lebererkrankung befinden, sollten unbedingt die Leberreinigungsdiät befolgen sowie Alkohol und giftige Medikamente meiden. Obwohl es wichtig ist, von einem Facharzt für Lebererkrankungen überwacht zu werden, geben diese Spezialisten meiner Meinung nach den Patienten nicht genug Informationen zur Ernährungsweise und zu natürlichen Therapien zur Leberregenerierung. Viele Ärzte glauben nicht an die Kraft der Ernährung als Heilmittel, weil sie sie einfach nie getestet oder ihren Patienten empfohlen haben. Ich kenne Patienten mit Anzeichen und Symptomen von Leberleiden, die ihre Leberzellen regenerieren und ihre Erkrankung mit der Leberreinigungsdiät und natürlichen Lebertonika umkehren konnten.

Die Zukunft – künstliche Lebern

Künstlich gezüchtete Lebern aus Leberstücken, die bei Transplantationen übrig geblieben sind, könnten das Leben vieler Menschen retten, die zurzeit noch sterben, während sie auf eine Lebertransplantation warten. Ein deutsch-englisches Team in Birmingham entwickelt die revolutionäre künstliche Leber. Dazu werden menschliche Leberzellen mit Erfolg außerhalb des Körpers kultiviert. Ziel der Forscher ist die Verwendung von 30 bis 60 Gramm schweren Stücken von menschlichen Lebern, um künstliche Lebern mit einem Gewicht von etwa 500 Gramm zu züchten. Durchschnittlich wiegt die Leber eines erwachsenen Menschen etwa 1,5 Kilogramm, doch man kann mit einer viel kleineren Leber überleben.

Die künstliche Leber wird aus einer dicken Scheibe mit einem Durchmesser von 20 Zentimetern aus kultivierten Leberzellen bestehen. Das gefilterte Blut des Patienten wird ihr durch eine Röhre in der Leistengegend zugeführt. Ein feines Netz aus winzigen durchlässigen Plastikröhren verteilt das Blut des Patienten in die Zellen der künstlichen Leber. Im Innern dieser Leber wird das Blut des Patienten entgiftet, es werden Proteine hergestellt, Fette zerlegt und der Stoffwechsel wird wiederhergestellt. Danach nimmt ein zweites Netz aus winzigen durchlässigen Röhren das verarbeitete Blut auf und führt es dem Körper des Patienten wieder zu.

Experten verfolgen das Projekt in Birmingham mit Interesse. Professor Sir Roy Calne hat 1968 die erste Lebertransplantation in Europa durchgeführt. Er erklärt, dass in Experimenten, in denen eine gesunde Leber neben einer nicht mehr richtig arbeitenden Leber eingesetzt wurde, sich die kranke Leber regeneriert habe. Dies sei darauf zurückzuführen, dass die künstliche Leber die kranke Leber entlastet, sodass diese sich ausruhen und regenerieren könne.

Obwohl sich diese Forschungen noch im Frühstadium befinden, ist das Ziel letztendlich die Entwicklung einer Vorrichtung, die die gesamte Leberfunktion einschließlich der Produktion von Galle übernehmen kann. Man erwartet, dass die künstliche Leber bald verfügbar sein wird.

Die Zukunft – künstliche Lebern

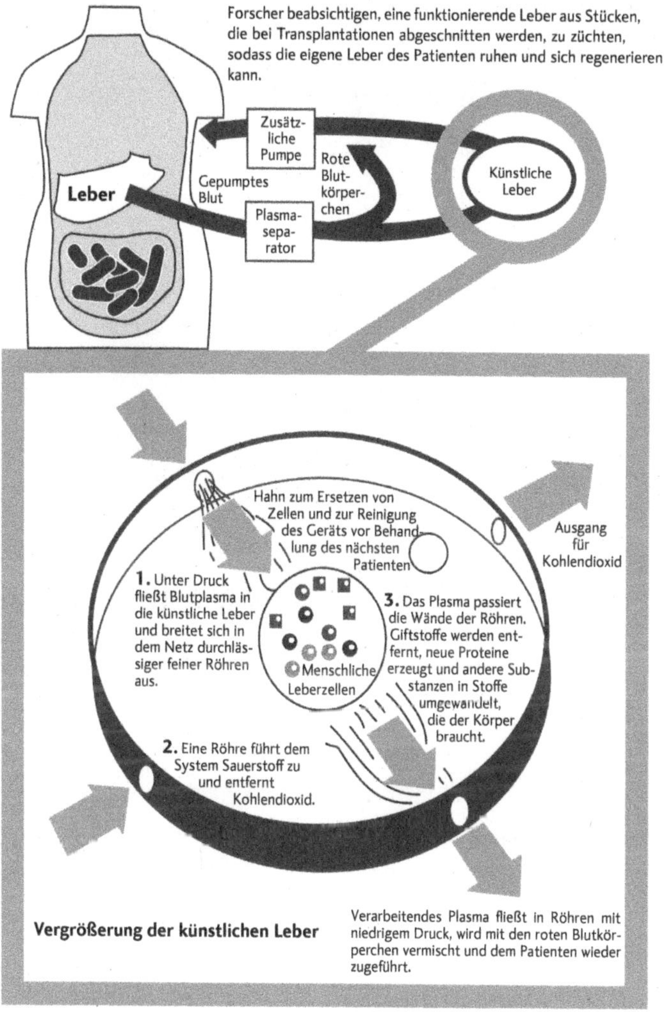

Vergrößerung der künstlichen Leber

Die zwölf Grundregeln zur Verbesserung der Leberfunktion

Regel eins: Hören Sie auf Ihren Körper

Essen Sie nicht, wenn Sie nicht hungrig sind. Trinken Sie lieber einen frisch gepressten Gemüsesaft, essen Sie ein Stück Obst, einen kleinen Rohkostsalat oder trinken Sie ein Glas Wasser oder eine Tasse Tee. Intervallfasten ist gut für die Gesundheit. Sie können am Tag ein oder zwei Mahlzeiten auslassen, wenn Sie nicht hungrig sind. Dies gilt auch während der Leberreinigungsdiät.

Andererseits sollten Sie aber auch keinen knurrenden Magen haben – wenn man in diesem Fall nichts isst, könnte es zu einer Entzündung der Magenschleimhaut (Gastritis) oder zur Unterzuckerung kommen. Viel zu viele Menschen richten ihre Mahlzeiten nach der Uhr aus. Sie essen z. B. um acht Uhr morgens, um ein Uhr mittags und wieder um sieben Uhr abends, egal, was passiert, und unabhängig davon, ob sie Hunger haben oder nicht. Es ist viel gesünder, sich nach dem Hungergefühl zu richten, so wie Kinder es tun, und die Uhrzeit nicht weiter zu beachten. Wenn Sie aus Gewohnheit regelmäßige Mahlzeiten zu sich nehmen, obwohl Sie gar keinen Hunger haben, müssen Leber und Darm viel zu schwer arbeiten und leiden ähnlich wie sehr strapazierte arthritische Gelenke unter zu starker Abnutzung.

Vielen Menschen – besonders jenen, die in der Nachkriegszeit herangewachsen sind – wurden Schuldgefühle eingeredet, wenn sie ihren Teller nicht leer aßen, obwohl sie gar nicht mehr hungrig waren. Für das Wohlergehen von Leber und Darm ist es viel besser, nicht weiterzuessen, wenn Sie sich voll fühlen und keinen Appetit mehr haben.

Ich rate Ihnen, Ihrer Leber keine Überstunden mehr zuzumuten, denn das führt nur zu ihrer Erschöpfung. Auf diese Weise werden Sie mehr Energie und einen klaren Kopf haben und Ihr Leben um viele Jahre verlängern.

Regel zwei: Trinken Sie viel stilles Mineralwasser

Wenn Sie über den Tag verteilt acht bis zehn Gläser stilles Mineralwasser trinken, unterstützt dies die Reinigung von Leber und Nieren, verbessert den Gallenfluss und erleichtert den Gewichtsverlust. Der Körper braucht kleine und häufige Schlucke Wasser, da die Zellen sonst aufgrund von Dehydrierung schrumpfen und ihre Membranen austrocknen. Wie sehen Ihre Pflanzen aus, wenn Sie vergessen, sie zu gießen? Müde und welk, und genauso sehen Ihre Zellen unter dem Mikroskop aus, wenn sie nicht genug Wasser erhalten. Durch das Trinken von ausreichend Wasser reduzieren Sie die Wahrscheinlichkeit, an degenerativen Krankheiten zu erkranken. Bei Menschen, die kein Wasser trinken, ist beispielsweise die Gefahr, an Alzheimer zu erkranken, größer. Trinken Sie den ganzen Tag über Wasser und vermeiden Sie große Flüssigkeitsmengen bei den Mahlzeiten, denn dies würde die Verdauungssäfte verdünnen. Schwacher Schwarztee und Kräutertee zählt hier als Wasser.

Regel drei: Essen Sie wenig Zucker

Ein Zuviel an Zucker und kohlenhydratreichen verarbeiteten Nahrungsmitteln wird in ungesunde Fette wie LDL-Cholesterin und vor allen Dingen Triglyceride umgewandelt. Eine Fettleber enthält Zellen, die randvoll mit Triglyceriden sind. Diese angeschwollenen Leberzellen funktionieren nicht gut. Die Fette sammeln sich im Innern der Zellen an und können zur fettigen Degeneration der Organe (Leber, Herz, Muskeln, Nieren, Arterien) führen. Oder sie werden zu Fettbereichen wie an Oberschenkeln, Hüften, Gesäß und Bauch transportiert und dort gespeichert. Schließlich steigen die Triglyceridwerte im Blut, was mit einem erhöhten Risiko von Gefäßerkrankungen einhergeht.

Meiden Sie alle künstlichen Süßstoffe, die in Lightgetränken und manchen Nahrungsmitteln für Diabetiker verwendet werden. Sie sind Gift für die Leber und führen zu Unterzuckerung und Müdigkeit. Wenn Sie etwas Süßes essen müssen, halten Sie sich an frisches, rohes Obst, Honig oder Melasse. Durch raffinierte Kohlenhydrate und Zucker kommt es oft zum übermäßigen Wachstum von unangenehmen Bakterien und Pilzen (z. B. zu Candidamykosen) im Darm. Naturhonig enthält natürliche antibiotische Substanzen, die das Wachstum dieser Organismen hemmen. Um sich den Unterschied zwischen Naturhonig und mit Zucker hergestellten Marmeladen vor Augen zu führen, entfernen Sie von beiden Gläsern den Deckel und lassen sie eine Woche lang offen stehen. Sie werden feststellen, dass der Honig nicht verunreinigt wird, während die Marmelade mit einer gedeihenden Kultur von Schimmelpilzen bedeckt ist. Ähnlich sieht es in Ihrem Darm aus.

Wenn Sie sehr gern Schokolade essen, sollten Sie einmal die schokoladenartige Alternative Johannisbrot probieren, die Sie in Reformhäusern finden. Johannisbrot sieht wie Schokolade aus, hat die Konsistenz von Schokolade und schmeckt wie Schokolade, ist aber viel gesünder! Es wird aus den langen Schoten des Johannisbrotbaums hergestellt und schmeckt besonders gut als Überzug von Reiswaffelplätzchen.

Eine andere süße Delikatesse, die Sie in griechischen Läden finden können, ist Halva, das aus Sesamsamen, Honig und Vanilleessenz hergestellt wird und manchmal auch Mandeln und Trockenfrüchte enthält. Trockenfrüchte und rohe Nüsse sind eine wohlschmeckende und sättigende süße Zwischenmahlzeit, was auch auf Stangen aus Naturlakritz zutrifft, die man im Reformhaus kaufen kann.

Wenn Sie süßes Milchspeiseeis mögen, müssen Sie nicht verzweifeln – obwohl Sie während der Leberreinigungsdiät kein Milchspeiseeis essen dürfen, können Sie sich ein alkoholfreies Fruchtsorbet gönnen, das nur aus Obst und ungesüßtem Fruchtsaft besteht und bei Bedarf mit Ahornsirup gesüßt wird. Geben Sie es in ein Eistütchen und Sie werden keinen Unterschied feststellen. Bedenken Sie jedoch, dass diese Nahrungsmittel zwar Naturzucker enthalten, aber dennoch schädlich für die Leber sind, wenn Sie übermäßig viel davon essen, da die Leber sie in diesem Fall in Fett und nicht in Energie umwandelt. Ein großer Vorteil der Leberreinigungsdiät besteht darin, dass das Verlangen nach Zucker nach ein paar Wochen ganz natürlich nachlassen wird.

Regel vier: Zählen Sie nicht ständig Kalorien

Wenn Sie sich an die Nahrungsmittel und Menüvorschläge in dieser Diät halten, wird sich Ihre Leberfunktion langsam verbessern, was ganz automatisch zu Gewichtsverlust führt. Viele Menschen müssen feststellen, dass sie eine Diät nicht einhalten können, weil die mentale Energie, die das Abwiegen jeder Portion und das Zählen der Kalorien erfordert, einfach zu viel ist.

Bei der Leberreinigungsdiät müssen keine Kalorien gezählt werden. Ich habe bereits beim Zusammenstellen der Menüs darauf geachtet, dass sie ausgewogen sind und genug Kalorien für den durchschnittlichen, mäßig aktiven Erwachsenen enthalten. Wenn Sie nicht körperlich aktiv sind oder meinen, dass die Mahlzeiten für Sie zu groß sind, können Sie die Portionen Ihren Bedürfnissen entsprechend verkleinern. Halten Sie sich einfach an die leberfreundlichen Nahrungsmittel in der Leberreinigungsdiät. Sie können nichts falsch machen – vorausgesetzt, Sie hören auf Ihren Körper und essen nur bei echtem Hunger. In den Industrieländern sterben viel mehr Menschen durch übermäßiges Essen als durch eine zu geringe Nahrungszufuhr. Sie können also ruhig lieber etwas weniger essen, wenn Ihr Hunger gestillt wurde.

Ignorieren Sie die Waage im Badezimmer. Das Ziel der Leberreinigungsdiät besteht in der Reinigung des Körpers und der Verjüngung des gesamten Stoffwechsels. Falls wünschenswert, wird der Gewichtsverlust im Verlauf der acht Wochen Leberreinigungsdiät Hand in Hand mit der Verbesserung der Leberfunktion gehen. Warum wollen Sie sich dadurch belasten, dass Sie darauf achten, wie schnell oder langsam Sie Gewicht verlieren? Die Rate des Gewichtsverlusts variiert je nach Mensch und je nach Alter beträchtlich. Wenn Sie sich mit einer Freundin messen, die die Diät zusammen mit Ihnen macht, könnten Sie enttäuscht sein. Bei jeder Diät kann der Gewichtsverlust vorübergehend zum Stillstand kommen. Man bezeichnet diese Phase, die zwei bis sechs Wochen andauern kann, als »Plateau«. Während der Plateauphase wirkt die Leberreinigungsdiät weiter, obwohl es zu keinem Gewichtsverlust kommt, da die Stoffwechseländerungen in der Leber, die vor einer weiteren Abnahme eintreten müssen, in dieser Plateauphase stattfinden. Haben Sie Geduld, und Sie werden feststellen, dass Sie anschließend viel stärker abnehmen werden. Wenn Sie die Waage im Badezimmer ignorieren oder – besser noch – verschenken, werden Sie sich dieses vorübergehenden Plateaus nicht einmal bewusst sein. So vermeiden Sie Frustrationen und sorgen dafür, dass Sie sich viel länger an die Leberreinigungsdiät halten.

Regel fünf: Meiden Sie unverträgliche Nahrungsmittel

Belasten Sie sich nicht mit Nahrungsmitteln, von denen Sie aus Erfahrung wissen, dass sie Ihnen nicht bekommen. Wenn Sie ein schwaches Verdauungssystem oder eine träge Gallenblase haben und sich nach einer Mahlzeit aufgebläht fühlen, können Sie Enzymtabletten, die die Verdauung unterstützen, zu *Beginn* oder während einer Mahlzeit einnehmen. Diese Enzymtabletten oder Pulver enthalten Pepsin, Bromelain, Glutaminsäurehydrochlorid, Papain und Bauchspeicheldrüsenextrakte, Rindergalle und Salzsäure. Ein weiterer Tipp für Menschen mit schwacher Verdauung besteht darin, jede

Mahlzeit mit etwas Rohkost zu beginnen. Essen Sie beispielsweise vor dem Frühstück ein Stück rohes Obst und vor dem Mittag- und Abendessen einen Rohkostsalat. Diese rohen Nahrungsmittel enthalten lebende Enzyme, die die eigenen Enzyme ergänzen und die Verdauung verbessern.

Kauen Sie Ihr Essen immer langsam und gründlich, da die Verdauung bereits mit dem Speichel einsetzt, mit dem die Nahrung im Mund vermengt wird. Mit zunehmendem Alter lässt die Produktion von Salzsäure im Magen oft nach, sodass sie zur Verdauung von Eiweiß nicht mehr ausreicht. Dem können Sie abhelfen, indem Sie während jeder Mahlzeit an einem kleinen Glas Wasser nippen, das ein bis zwei Esslöffel Apfelessig enthält. Bei manchen Menschen unterstützt die Einnahme einer Kapsel Betainhydrochlorid zu Beginn einer Mahlzeit die Eiweißverdauung.

Die Nahrungsmittel, die Reizungen des Verdauungstraktes und einen Reizdarm verursachen, sind Weizen und Molkereiprodukte (Milch, Butter, Käse, Sahne, Eiscreme, Schokolade), weil Weizen und Molkereiprodukte reaktive Proteine sowie Gluten oder Laktose enthalten. Viele Menschen leiden nicht mehr unter Blähungen, wenn sie diese Nahrungsmittel ganz meiden. Während der Leberreinigungsdiät sollten Sie nicht mehr als ein bis zwei Tassen Kaffee pro Tag trinken oder, besser noch ganz auf Kaffee verzichten. Echter Naturkaffee aus frisch gemahlenen Kaffeebohnen ist gesünder als Schnellkaffee. Wenn Sie entkoffeinierten Kaffee trinken, sollten Sie auf Marken achten, bei denen keine Chemikalien zur Entfernung des Koffeins verwendet wurden.

Regel sechs: Achten Sie auf einwandfreie Nahrungsmittel

Alles, was Sie essen und trinken, gelangt über die Pfortader direkt in die Leber. Die Leber muss Bakterien, Parasiten und Viren, die in unserer Nahrung enthalten sind, herausfiltern und zerstören. Wenn wir der Leber zu viele unerwünschte Organismen oder gefährliche Bakterien wie Salmonellen oder Shigellen präsentieren, können diese infektiösen Wirkstoffe in den Blutkreislauf gelangen und uns sehr krank machen. Sie können die Leber auch auf Dauer schädigen.

Um dieses Risiko zu reduzieren, sollten Sie nur frische Nahrungsmittel zu sich nehmen. Vermeiden Sie das regelmäßige Aufwärmen von Essensresten, denn Bakterien vermehren sich besonders rasch in gekochten und aufbewahrten Nahrungsmitteln, vor allem in Fleisch. Wärmen Sie Nahrungsmittel nie öfter als einmal auf. Meiden Sie Aufschnitt und Gerichte aus Imbissbuden, speziell Fleisch, da es möglicherweise nicht frisch ist. Waschen Sie sich vor dem Essen immer die Hände. Verwenden Sie für Fleisch und für Gemüse jeweils ein eigenes Schneidbrett.

Wenn Sie im Ausland Urlaub machen, sollten Sie ungeschältes Obst und Gemüse, rohe Nahrungsmittel und Schalentiere, beispielsweise Austern, meiden, da diese mit vielen verschiedenen Organismen verseucht sein und eine Gastroenteritis auslösen können. Es ist klug, im Ausland auch Salate zu meiden, es sei denn, sie wurden von Ihnen selbst zubereitet, da das Gemüse vielleicht mit Wasser aus dem Wasserhahn gewaschen wurde, das ebenfalls einen Magen-Darm-Katarrh auslösen kann. Trinkwasser sollte abgekocht werden oder aus versiegelten Flaschen stammen (Mineralwasser mit Kohlensäure ist am sichersten). Weitere Informationen zum Thema Leber und Darmparasiten, wie etwa Leberegel, erhalten Sie in meinen YouTube-Videos.

Viele verpackte und haltbar gemachte Nahrungsmittel in den Regalen im Supermarkt sind nur deshalb so lange »verzehrbar«, weil sie voller Konservierungsmittel stecken, und dennoch enthalten sie unter Umständen viele gesundheitsschädliche Organismen im Schlafzustand. Sobald solche haltbar gemachten Nahrungsmittel in Ihr Verdauungssystem gelangen, wirken die Konservierungsmittel nicht mehr und die Bakterien beginnen, in Ihrem Innern zu wachsen. Wir haben Fälle von schweren Lebensmittelvergiftungen gesehen, die durch konservierte Delikatessen wie Kabanossi, Schinken, Räucherfleisch, Würstchen, Frankfurter, Corned Beef, Speck und für Pizza verwendete Salami hervorgerufen werden. Wenn Sie die Leberreinigungsdiät machen, meiden Sie konserviertes Fleisch lieber.

Regel sieben: Essen Sie keine große Mahlzeit, wenn Sie Stress haben

Bei Nervosität und Angespanntheit müssen vorwiegend andere Körperbereiche als Verdauungstrakt und Leber mit Blut versorgt werden. Wenn Sie unter großem Stress stehen und essen, kommt es zu Blähungen und schlechter Verdauung. Der Vagusnerv ist der längste Nerv im Körper und er steuert die Funktion von Gallenblase, Bauchspeicheldrüse, Magen und Darm. Der Vagusnerv regt die Produktion von Magensäure im Magen, die Sekretion von Galle in der Gallenblase und von Verdauungsenzymen in der Bauchspeicheldrüse an, und zwar jeweils im rechten Maß. Diese Vorgänge sind entscheidend für eine effiziente Verdauung und Aufnahme von Nährstoffen. Der Vagusnerv wird als Ruhe- und Verdauungsnerv bezeichnet, denn Verdauung sollte in Ruhe stattfinden.

Yoga, Pilates, Atemübungen und Meditation können den Vagusnerv ins Gleichgewicht bringen.

Regel acht: Kaufen Sie Produkte aus biologischem Anbau

In größeren Städten gibt es seit vielen Jahren Spezialgeschäfte für Lebensmittel aus biologischem Anbau. Aber auch immer mehr Supermärkte haben solche Produkte in ihr Sortiment aufgenommen und auf Wochenmärkten bieten Bauern frisches, weitgehend ohne chemische Hilfsmittel gezogenes Obst und Gemüse an. Fragen Sie Ihren Metzger, ob das Fleisch aus naturnaher Zucht stammt, und kaufen Sie immer Eier aus Freilandhaltung sowie Freilandhühner. Solche Produkte enthalten weniger Pestizide, Hormone, Antibiotika und gesättigte Fette. Kaufen Sie Produkte, die natürliche Zutaten enthalten, und meiden Sie haltbar gemachte Lebensmittel mit künstlichen Chemikalien wie Konservierungsstoffen, Farbstoffen, Geschmacksstoffen, künstlichen Süßstoffen und veränderten Pflanzenölen.

Regel neun: Achten Sie auf Ihre Eiweißquellen

Sie sollten Eiweiß aus verschiedenen Quellen (einschließlich Hülsenfrüchten) erhalten und nicht nur aus Tierprodukten wie Fleisch, Geflügel, Eiern, Milchprodukten und Fisch. Die

Leberreinigungsdiät enthält etwas Hühnerfleisch, Fisch und Eier. Bei vielen Mahlzeiten stammt das Eiweiß jedoch aus Hülsenfrüchten, Getreide, Nüssen, Kernen und Samen. Diese Eiweißlieferanten enthalten, wenn Sie ganz nach Belieben drei aus den vier Nahrungsmittelgruppen Getreide, Nüsse, Kerne und Samen sowie Hülsenfrüchte in einer Mahlzeit miteinander kombinieren, alle acht essenziellen Aminosäuren.

Die wichtigsten Getreidesorten und Getreide-Alternativen sind Weizen, Buchweizen, Reis, Gerste, Roggen, Hafer, Hirse, Dinkel, Kamut, Quinoa, Amaranth. Sie bekommen sie in Naturkostläden und im Reformhaus. Wenn Sie unter einem Reizdarm oder Darmallergien leiden, stellen Sie möglicherweise fest, dass Weizen negative Reaktionen auslöst. In diesem Fall sind glutenfreie Getreide besser verträglich.

Zu den Hülsenfrüchten zählen Bohnen (beispielsweise Sojabohnen, Wachsbohnen, weiße Bohnen usw.), Erbsen, Kichererbsen und Linsen. Sie liefern wertvolles Protein, essenzielle Fettsäuren, Ballaststoffe, Pflanzenhormone, Kalzium, Magnesium, Zink und Vitamine des B-Komplexes. Im Allgemeinen werden nicht genug Hülsenfrüchte gegessen, weil die Zubereitung oft als schwierig empfunden wird. Hier sind ein paar Tipps, damit Hülsenfrüchte leichter verdaulich sind. Verwenden Sie nur Bohnen guter Qualität und werfen Sie verschrumpelte oder verfärbte Bohnen weg. Spülen Sie Hülsenfrüchte in einem Sieb ab und lassen Sie sie über Nacht zwölf bis 24 Stunden einweichen – Sie brauchen dazu viermal so viel Wasser wie Bohnen. Manche Bohnen, beispielsweise Sojabohnen, werden am besten in einem Schnellkochtopf zubereitet. Geben Sie die Bohnen in einen großen Topf, und gießen Sie so viel Wasser dazu, dass es fünf Zentimeter über den Bohnen steht. Bringen Sie das Wasser schnell zum Kochen und entfernen Sie den Schaum, der an die Oberfläche steigt. Lassen Sie die Bohnen leicht (nicht sprudelnd) kochen und achten Sie darauf, dass sie immer gut mit Wasser bedeckt sind. Kochen Sie die Bohnen so lange, bis sie sich mit einem scharfen Messer leicht zerteilen lassen. Wenn Sie zu viel zu tun haben, können Sie auch Hülsenfrüchte aus der Dose verwenden. Die Auswahl ist sehr groß: Kichererbsen, Sojabohnen, Chilibohnen, Kidneybohnen, Mischungen aus drei oder vier Bohnensorten, Wachsbohnen und Linsen. Wenn sich die Bohnen aus der Dose in einer Soße mit viel Salz und Zucker befinden, spülen Sie sie mit Wasser ab, bevor sie in den Rezepten der Leberreinigungsdiät verwendet werden.

Für Salate kann man aus rohen Hülsenfrüchten auch Sprossen ziehen. Dies lässt sich leicht zu Hause auf der Fensterbank oder in einer gelüfteten Speisekammer auf einem speziellen Tablett, das man im Reformhaus kaufen kann, bewerkstelligen. Wenn man aus Hülsenfrüchten und Samen Sprossen zieht, werden Nährwert und die leberreinigenden Eigenschaften stark erhöht, da durch die Sprossen der Gehalt an Vitamin C, Aminosäuren und aktivierter Folsäure steigt. Sie können solche Sprossen auch im Supermarkt und im Reformhaus kaufen, aber sie sind dann nicht so frisch wie jene, die Sie selbst ziehen.

Kerne und Samen sind eine ausgezeichnete Quelle von essenziellen Fettsäuren, Eiweiß, Pflanzenhormonen und Ballaststoffen und wichtiger Bestandteil der Leberreinigungsdiät. Ich empfehle Leinsamen, Hanfsamen, Chiasamen, Sonnenblumenkerne, Sesamsamen und Kürbiskerne. Wer an Divertikulitis leidet, mahlt sie am besten in einer Kaffeemühle oder in der Küchenmaschine, sodass ein feines Pulver entsteht, da sie sonst möglicherweise schwer verdaulich sind. Hanfsamen und Chiasamen sind weich und müssen nicht gemahlen werden.

Ein ausgezeichnetes Mittel zur Erhöhung der essenziellen Fettsäuren und von Eiweiß ist die Herstellung einer Mischung aus Leinsamen, Sonnenblumenkernen und Mandeln (LSM). Die Zutaten sollten gemahlen werden, sodass ein feines, köstliches, süß und nussig schmeckendes Pulver entsteht, das auf Obst, Gemüse und andere Nahrungsmittel gestreut oder zu einem der Gesundheits-Shakes der Leberreinigungsdiät gegeben werden kann. Im Rahmen der Leberreinigungsdiät verwenden Sie die Zutaten im Verhältnis drei (Leinsamen) zu zwei (Sonnenblumenkerne) zu eins (Mandeln). Frieren Sie das Pulver ein. Bei regelmäßiger Verwendung werden Sie nicht unter Verstopfung leiden. In sehr hartnäckigen Fällen von Verstopfung geben Sie jeden Tag zwei bis drei Esslöffel Flohsamen (siehe Seite 116) zu der LSM-Mischung. LSM ist außerdem eine sehr gute Nahrung fürs Gehirn und hilft bei Gedächtnisschwäche!

Nüsse sind optimal für zwischendurch und sehr reich an ungesättigten Ölen und sollten nur frisch und roh gegessen werden. Wenn die Schalen vor längerer Zeit entfernt wurden und die Nüsse der Luft ausgesetzt waren, werden die Öle ranzig und verlieren ihre wohltuende Wirkung. Kaufen Sie Nüsse in versiegelten Tüten mit Haltbarkeitsdatum oder ungeschälte Nüsse.

Wenn Sie Hülsenfrüchte, Samen und Kerne, Nüsse und Getreide als Eiweißquelle kombinieren, sollten sie bei einem schwachen Verdauungssystem nicht zusammen mit Fleisch oder Eiern gegessen werden.

Regel zehn: Wählen Sie Ihr Brot klug aus

Es ist wichtig, während der Leberreinigungsdiät nur Brot guter Qualität zu essen. Solche Brotsorten liefern Ballaststoffe und Vitamine des B-Komplexes.

In der guten alten Zeit wurde Brot vom örtlichen Bäcker aus einfachen Zutaten wie Mehl, Wasser, Hefe und Salz hergestellt. Heute werden die meisten Brotsorten in den Supermarktregalen in Massenproduktion mit Zutaten wie gehärteten Pflanzenölen, Kaliumbromat, Azodicarbonamid und anderen künstlichen Chemikalien hergestellt, die von der Leber verarbeitet werden müssen. Größere Mengen an Hefe, schnelle Fermentierungsprozesse und Geschmacksverstärker, die in diesen massenproduzierten Brotsorten enthalten sind, können Blähungen und die Symptome eines Reizdarms verursachen.

Ich schlage daher vor, dass Sie Brot, das frei von künstlichen Chemikalien ist, beim Bäcker oder im Reformhaus kaufen, während Sie die Leberreinigungsdiät machen. Wenn Sie unter einem Reizdarm leiden, sollten Sie fein gemahlene Brotsorten mit feiner Struktur essen, die frei von kleinen Getreideteilchen sind. Variieren Sie Ihre Brotsorten, um Allergien zu reduzieren – probieren Sie Brot aus Roggen, Weizen, Mais, Hafer, Reis, Gerste oder getreidefreies Brot. Eine leichtere Alternative sind Reiscracker, Knäckebrot oder Pitabrot ohne Hefe. Wenn Sie gegen Hefe allergisch sind, probieren Sie hefefreie Brotsorten oder Brot aus Sauerteig aus.

Einige Firmen bieten getreidefreies Brot oder getreidefreie Backmischungen an. In der Regel enthalten sie Dinge wie goldenes Leinsamenmehl, Lupinen, Molkenprotein, Samen wie Kürbiskerne, Leinsamen, Mohn, Sonnenblumenkerne, Chiasamen, schwarze Akaziensamen, Sesam, Mandelmehl, Kokosmehl, zerkleinerte Sonnenblumenkerne, Erbsenprotein, glutenfreies Backtriebmittel (Natron, Weinstein), natürliche Aromen aus Pflanzenextrakten und Salz. Dieses getreidefreie Brot enthält weniger Kohlenhydrate als Brot auf Getreidebasis. Es ist gesund und schmeckt hervorragend.

Während der Leberreinigungsdiät ist es wichtig, Margarine als Aufstrich zu meiden. Alternativen sind frische Avocado, Nussmus, Hummus (eine Paste aus Kichererbsen) oder Tahin (Sesampaste). Sie enthalten natürliche essenzielle Fettsäuren, die leberfreundlich sind. Sesampaste wird aus Sesamsamen hergestellt und ist reich an Mineralien, besonders Kalzium. Hummus ist eine aus Kichererbsen, Sesamsamen und Knoblauch hergestellte Paste, die Brot einen schön würzigen Geschmack verleiht. Experimentieren Sie mit diesen Aufstrichen und Sie werden sich über mangelnde Vielfalt nicht beklagen. Wenn Sie Hummus oder Sesampaste als Brotaufstrich verwenden, haben Sie außerdem eine gute Eiweißquelle.

Regel elf: Vermeiden Sie Verstopfung

Essen Sie viel rohes Obst und Gemüse und trinken Sie den ganzen Tag über Wasser. Sie können Ihr eigenes nahrhaftes, ballaststoffreiches Frühstücksmüsli aus Leinsamen, Sonnenblumenkernen, Hanfsamen, Sesamsamen, Chiasamen, Flohsamen, Haferkleie, Reiskleie und Lecithinkörnchen herstellen. Nehmen Sie von allen Zutaten 250 Gramm, was einem Vorrat für mehrere Wochen entspricht. Mahlen Sie die Körner, oder fragen Sie im Reformhaus nach, ob man diese Mischung für Sie zubereiten kann. Wenn Sie Verstopfung vermeiden, wird das Wachstum von schädlichen Organismen im Dickdarm verhindert. Eine erhöhte Zahl an gesunden Darmbakterien wirkt der Verstopfung entgegen. Um das zu erreichen, essen Sie fermentierte Nahrungsmittel wie Sauerkraut, Kefir, Kombucha und Naturjoghurt aus Vollmilch oder Kokosjoghurt. Sie können auch ein Gerät zur Joghurtherstellung kaufen und aus Sojadrink oder Kuhmilch selbst Joghurt herstellen. Kaufen Sie dafür Starterkulturen bester Qualität. Während der Leberreinigungsdiät sollten Sie alle Molkereiprodukte acht Wochen lang meiden. Ausnahmen sind Joghurt aus Kuh-, Schaf- oder Ziegenmilch aus biologischer Landwirtschaft. Meiden Sie aromatisierte und gezuckerte Joghurts.

Ich habe festgestellt, dass viele Patienten mit Verstopfung auch unter Sodbrennen, Reflux und Magenverstimmungen leiden. Bei derartigen Beschwerden sollten Sie nicht regelmäßig Medikamente gegen Magenübersäuerung einnehmen, die Aluminium enthalten. Greifen Sie lieber zu sicheren Antazida, die Kalziumkarbonat, Magnesiumkarbonat, Aloe-vera-Saft und Kamille, Mädesüß, Pfefferminze und Ulmenrinde (Ulmus minor) enthalten.

Regel zwölf: Verwenden Sie die richtigen Fette

Vermeiden Sie ein Übermaß an gesättigten oder beschädigten Fetten, da diese bei regelmäßigem Verzehr Ihre Leber schädigen. Diese ungesunden Fette können eine Fettleber verursachen, die den Leberschäden bei schwerem Alkoholmissbrauch ähnelt.

Viele Menschen, die abnehmen wollen, ernähren sich fettfrei, weil sie meinen, den Gewichtsverlust auf diese Weise zu beschleunigen. Doch wenn eine solche Diät über vier Wochen hinweg eingehalten wird, kommt es zu einem Mangel an essenziellen Fettsäuren. Wenn Sie essenzielle Fettsäuren aus Ihrer Diät verbannen, verlangsamen sich Leberfunktion und Stoffwechsel, was schnell zu einer Gewichtszunahme führt! Symptome bei Mangel an essenziellen Fettsäuren sind trockene, juckende Haut, Ekzeme, Haarausfall, Gelenkschmerzen, verringerte Fruchtbarkeit, höhere Fehlgeburtenraten, Depressionen, Gedächtnisschwäche, langsamer Stoffwechsel, der mit Gewichtszunahme einhergeht, eine verringerte Immunfunktion, hormonelles Ungleichgewicht, Leberdegeneration, schnellere Alterung und hohe Triglyceridwerte. Die gesunden essenziellen Fettsäuren sind wichtig für den Stoffwechsel des Menschen. Sie dürfen in Ihrer Ernährung auf keinen Fall fehlen.

Ich habe viele übergewichtige Patienten, und ich lasse mir stets genau sagen, was der Patient an einem durchschnittlichen Tag isst. Immer wieder stelle ich dabei fest, dass das Verhältnis der Fette in ihrer Ernährung für eine gesunde Leberfunktion ungünstig ist, und ich versuche, die ungesunden Fette aus ihrer Ernährung zu verbannen. Viele übergewichtige Patienten nehmen nicht zu viel Nahrung oder Kalorien zu sich; ihre Probleme gehen einzig auf den Konsum der falschen Fette zurück, die die Leber stark belasten. Die Leber ist das wichtigste Organ zur Fettverbrennung. Wenn Sie sie mit beschädigten Fetten überlasten, kann sie ihre Stoffwechselfunktionen nicht wahrnehmen, sodass sich der gesamte Stoffwechsel verlangsamt. Dies führt dazu, dass Sie leicht zunehmen – vor allen Dingen im Bauchbereich. Die Leber verarbeitet ein Übermaß an Fett aus der Nahrung in Cholesterin, das wiederum in Galle verwandelt und über den Darm aus dem Körper gepumpt wird. Vorausgesetzt, Ihre Nahrung ist ballaststoffreich, wird dieses Fett beim Stuhlgang aus dem Darm ausgeschieden. Vereinfachend könnte man also sagen, dass eine gesunde Leber Fett aus dem Körper pumpt und Sie auf diese Weise schlank hält. Die Leberreinigungsdiät regt diesen Prozess zur Fetteliminierung an und erleichtert den Verlust von hartnäckigen Fettpolstern, selbst wenn die Betroffenen seit Jahren übergewichtig sind.

Eine gesunde Leber stellt zudem einen speziellen Überzug für Fett her, der als Lipoprotein bezeichnet wird und es dem Fett ermöglicht, im Blutstrom zu zirkulieren. Wird dieser Überzug nicht in ausreichender Menge hergestellt, lagert sich Fett in der Leber ab und verursacht eine Fettleber.

Beschädigte Pflanzenöle und frittierte Speisen verursachen ein Ungleichgewicht bei der Produktion von Lipoproteinen, sodass Sie zu viel Lipoprotein geringer Dichte (LDL) und nicht genug Lipoprotein hoher Dichte (HDL) haben. Diese Situation erhöht das Risiko von Arteriosklerose. Sie sehen also, dass eine gesunde Leber notwendig ist, um das Risiko von Herz- und Gefäßerkrankungen zu verringern, die in reichen, industrialisierten Nationen die häufigste Todesursache sind.

Die Fette in unserer Nahrung

Die Fette, die Sie täglich zu sich nehmen, sind also äußerst wichtig für Ihre Gesundheit und Ihre Lebenserwartung und haben sowohl auf Ihre Leberfunktion als auch auf Ihr Gewicht großen Einfluss. Wir wollen uns deshalb mit den guten und schlechten Fetten ein wenig näher befassen.

Gesunde Fette

Diese Fette haben einen hohen Anteil an essenziellen Fettsäuren. Sie müssen durch die Nahrung zugeführt werden, da der Körper sie nicht selbst herstellen kann. Außerdem sind sie von wesentlicher Bedeutung für die Gesundheit des menschlichen Organismus.

Essenzielle Fettsäuren sind die Hauptbestandteile der Zellmembranen und der winzigen Stoffwechselorgane im Innern der Zellen (die Abbildung auf Seite 73 stellt dies dar). Fehlen dem Körper essenzielle Fettsäuren, so entstehen in den Zellwänden und den inneren Organen der Zellen Löcher. Es kommt zu undichten Stellen und schlechter Energieübertragung. Die logische Folge davon ist, dass sich der Stoffwechsel verlangsamt und der Körper an Gewicht zunimmt! Die essenziellen Fettsäuren ermöglichen es der Zellmembran auch, Gifte, die sich aus dem Innern der Zelle nach außen bewegen, zu eliminieren. Sie sind außerdem unentbehrlich für die

Leberzellen (Hepatozyten und Fresszellen), um das Blut von giftigen Substanzen zu reinigen. Essenzielle Fettsäuren sorgen für starke Zellwände und verbessern auf diese Weise die Wirksamkeit des Immunsystems.

Sehen wir uns die Namen dieser wichtigen essenziellen Fettsäuren und deren Vorkommen in Nahrungsmitteln ein wenig genauer an.

Essenzielle Omega-6-Fettsäuren

Linolsäure (LA) und Gamma-Linolensäuren (GLA)

Diese ungesättigten Fettsäuren sind sehr wohltuend. Sie kommen z. B. in Saflorsamen, Sonnenblumenkernen, Hanfsamen, Leinsamen, Sesamsamen, Kürbiskernen, Walnüssen, Sojabohnen, Nachtkerzenöl, Borretschöl, Kernöl der schwarzen Johannisbeere und in Spirulina-Algen vor. Eine weitere essenzielle Omega-6-Fettsäure namens Dihomo-Gamma-Linolensäure (DGLA) ist in der Muttermilch enthalten. Gerade Menschen mit schlechter Leberfunktion nehmen mit der Nahrung nicht genug dieser Fettsäuren zu sich. Besonders bei chronischen Erkrankungen können die für die Gesundheit erforderlichen Mengen stark variieren.

Quellen und Funktionen von Fettsäuren

Diese Tabelle bietet einen Überblick über ausgewählte Fettsäuren sowie über die mit ihrer Hilfe hergestellten Prostaglandinarten, die Wirkungen dieser Prostaglandine auf den Körper sowie Nahrungsquellen für Fettsäuren. Ein ausgewogener Anteil von Fettsäuren in der Ernährung – vor allen Dingen mehr essenzielle Omega-3- und Omega-6-Fettsäuren und weniger Arachidonsäuren aus tierischen Fetten – ist erforderlich, um das optimale Prostaglandingleichgewicht im Körper herzustellen.

Von diesen Fettsäuren produzierte Prostaglandinfamilie	Wirkung dieser Prostaglandine im Körper	Nahrungsquellen für diese Fettsäuren
Essenzielle Omega-6-Fettsäuren Linolsäure und Gamma-Linolensäure		
PG_1 (erwünscht)	Reduziert Schmerzen und Entzündungen; verbessert die Haut; erhöht Energie und Vitalität.	Muttermilch; Sesamsamen, Saflorsamen, Baumwollsamen sowie Sonnenblumenkerne und ihre Öle (kalt gepresst); Mais und Maisöl; Sojabohnen; rohe Nüsse; Hülsenfrüchte; grünes Blattgemüse; Kerne von schwarzen Johannisbeeren und ihr Öl; Nachtkerzenöl; Borretschöl; Stachelbeerenöl; Spirulina-Algen; Sojabohnen, Lecithin.
Essenzielle Omega-3-Fettsäuren Alpha-Linolensäure und Eikosapentaensäure (EPA)		
PG_3 (erwünscht)	Reduziert Schmerzen und Entzündungen; unterstützt den Kreislauf.	Frischer Fisch aus kalten, tiefen Meeresgewässern (z. B. Makrele, Thunfisch, Hering, Flunder, Sardinen, Lachs);

		Regenbogenforelle; Brasse. Der Fisch darf nicht gebraten werden. Leinsamenöl; Kerne der schwarzen Johannisbeere sowie Kürbiskerne und ihr Öl; Lebertran, Garnelen; Austern, grünes Blattgemüse; Rapsöl; Sojabohnen, Walnüsse; Weizenkleie; Weizensprossen; frischer Seetang; Fischölkapseln.
Nichtessenzielle Omega-6-Fettsäuren Arachidonsäure		
PG_2 (unerwünscht)	Zu große Mengen Fleisch können Schmerzen und Entzündungen verschlimmern und zu stark klebrigen Blutplättchen führen.	Fleisch von Tieren; Molkereiprodukte aus Vollmilch; konserviertes Fleisch; gebratene Nahrungsmittel; Nahrungsmittel aus Imbissbuden; Kokosnuss- und Palmöl.

Essenzielle Omega-3-Fettsäuren

Alpha-Linolensäure (LNA), Eicosapentaensäure (EPA) und Docosahexaensäuren (DHA)

Diese ungesättigten essenziellen Fettsäuren sind genauso wohltuend wie jene der Omega-6-Gruppe. Viele Menschen nehmen mit ihrer Nahrung nicht die für ihre Gesundheit optimale Menge dieser Fettsäuren zu sich.

LNA ist in Leinsamen, Hanfsamen, Raps, Sojabohnen, Walnüssen, Kürbiskernen und dunkelgrünem Blattgemüse enthalten. EPA und DHA kommen in Kaltwasserfischen und Meerestieren wie Sardine, Thunfisch, Forelle, Makrele und Lachs vor. Die heilenden Eigenschaften des chinesischen Schlangenöls gehen ebenfalls auf seinen Gehalt an essenziellen Omega-3-Fettsäuren zurück. Bestimmte Organe von an Land lebenden Tieren, z. B. deren Nebennierendrüsen und Gehirne, sind ebenfalls reich an DHA und EPA, aber ich empfehle diese Delikatessen nicht während der Leberreinigungsdiät.

Andere wohltuende (einfach gesättigte) Fettsäuren sind in Avocados, frischen Erdnüssen aus der Schale, Mandeln, Macadamianüssen, Cashewnüssen, Pekannüssen und Olivenöl enthalten. All diese Nüsse müssen frisch verzehrt werden, wenn sie ihre förderliche Wirkung entfalten sollen.

Öl ist nicht gleich Öl

Öl – ein empfindliches Nahrungsmittel

Sie wissen jetzt, welche Nahrungsmittel und Öle Ihren Körper mit den essenziellen Fettsäuren versorgen, die für einen gesunden Stoffwechsel und das Verhindern degenerativer Krankheiten wichtig sind. Dennoch ist es gleichermaßen wichtig, zu wissen, dass diese Öle nur dann förderlich sind, wenn sie im Rohzustand gegessen und nicht durch Verarbeitungsprozesse geschädigt werden. Essenzielle Fettsäuren werden leicht zerstört und verlieren ihre guten Eigenschaften, wenn sie Licht, Luft oder Wärme ausgesetzt werden.

Sonnenlicht oder künstliches Licht führt zur Entstehung freier Radikaler in den Ölen, während der Sauerstoffgehalt der Luft zur Oxidation der essenziellen Fettsäuren führt, das heißt, sie werden aufgespalten, sodass das Öl ranzig wird. Wenn Öle ranzig werden, oxidieren ihre essenziellen Fettsäuren und werden zu gefährlichen Polymeren, Hydroperoxaldehyden und Peroxiden, die die Leber und das Immunsystem stärker belasten und die Zellmembranen schädigen können.

Hitze zerstört essenzielle Fettsäuren, indem die Moleküle in eine unnormale, neue Form verdreht werden, die als »Transform« oder Trans-Konfiguration bezeichnet wird. Dies geschieht während der Fetthärtung und auch, wenn Öle auf hohe Temperaturen erhitzt werden (speziell beim Frittieren mit wieder erhitzten Ölen, wie dies in Imbissbuden der Fall ist). Öle, die zum Frittieren verwendet werden und/oder wiederholt erhitzt werden, enthalten viele giftige Fette, z. B. giftige zyklische Monomere. Bei Experimenten mit Tieren haben sie eine Fettleber verursacht, beim Menschen führen sie zu Krankheiten wie Arteriosklerose, einer reduzierten Immunfunktion, schlechter Sauerstoffversorgung der Zellen und einem erhöhten Krebsrisiko. Essen Sie nicht regelmäßig Frittiertes, und wenn Sie eine träge Leber oder ein Gallenleiden haben, sollten Sie frittierte Nahrungsmittel nie essen.

Die essenziellen (ungesättigten) Fettsäuren in Naturölen werden als Cisfettsäuren oder Cisformen bezeichnet. Ihre Moleküle sind so aufgebaut, dass die Öle flüssig bleiben. Durch Härtungsverfahren wie die Fetthärtung werden aus den Ölen Margarine und Bratfette hergestellt, also Fette, die bei Raumtemperatur fest bleiben. Gehärtete Fette werden nicht nur im Haushalt, sondern vor allem auch zur industriellen Herstellung von Gebäck oder Kartoffelchips und Fertignahrung aller

Art verwendet, da sie sich viel leichter verarbeiten lassen als flüssige Öle.

Durch den Härtungsprozess verändert sich in den Ölen jedoch die natürliche Anordnung der Atome, sie werden »umgedreht« oder »verformt«, und aus Cisformen entstehen Transformen: die Transfettsäuren. Der Transfettsäuregehalt in den gehärteten Fetten kann mehr oder weniger hoch sein. Ich bezeichne diese verformten Fettsäuren – die Transfettsäuren – als »Plastikfette«, weil sie, von unserem Stoffwechsel her gesehen, im Grunde nicht natürlich oder organisch sind.

Gehärtete Fette – ein direkter Angriff auf die Körperzellen

Transfettsäuren verursachen nicht nur folgenreiche Schäden an der Zellwand, sondern führen auch bei den Membranen im Innern der Zellen (bei den Mitochondrien und anderen Organellen) zu Funktionsstörungen. Die Folgen: Die Enzymsysteme und die Energieproduktion der Zelle werden beeinträchtigt.

Für die Leber sind die Transfettsäuren schädlich, weil sie die Funktion des wichtigsten Enzymsystems zur Entgiftung (die Cytochrom-P450-Enzyme) verschlechtern. Dieses System baut Gifte und Karzinogene ab.

Transfettsäuren sind »klebriger« als natürliche Cisfettsäuren und können daher zu einem schlechten Blutfluss und zur Bildung von Blutgerinnseln in den feinen Blutgefäßen beitragen.

Es liegt also auf der Hand, warum es zu einem trägen Stoffwechsel und Gesundheitsstörungen kommen kann, wenn unsere Zellen versuchen, die »verdrehten« Moleküle der Transfettsäuren für wichtige Funktionen zu nutzen. Führen wir unserem Körper langfristig große Mengen dieser beschädigten Fette zu, so kann das negative Auswirkungen auf Leber und Herz (beispielsweise eine fettige Degeneration dieser Organe) haben. Unser Immunsystem ist dadurch möglicherweise in seiner Funktion beeinträchtigt.

Veränderte Pflanzenöle – ein Risiko für unser Herz

Viele Menschen glauben, dass Margarine und andere haltbar gemachte Pflanzenöle gesund und besser sind als tierische Fette. Meiner Meinung nach ist dies irreführend – sie sind es nämlich nicht. 1990 wurden im *New England Journal of Medicine* die Ergebnisse einer großen Studie veröffentlicht, die zeigte, dass der Verzehr von Transfettsäuren den Cholesterinspiegel und die Menge an unerwünschten Lipoproteinen geringer Dichte (LDL) erhöht. Ein hoher LDL-Wert ist ein bekannter Risikofaktor für Herz- und Gefäßerkrankungen.

Wahrscheinlich betrachten Sie Margarine, Pommes frites und Chips sowie abgepackte Plätzchen jetzt mit reinem Entsetzen. Wenn dies der Fall ist, habe ich meine Mission erfüllt. Es ist besser, wenn Sie diese Dinge nicht zu oft essen. Margarine, gehärtete und teilweise gehärtete Pflanzenöle, Backfett und Backöle sind echte Feinde der Leber. Während der achtwöchigen Leberreinigungsdiät sollten Sie sie auf jeden Fall meiden.

Wenn Sie mit der Leberreinigungsdiät fertig sind, rate ich Ihnen, den Verzehr dieser veränderten, beschädigten Fette auf ein Minimum zu reduzieren. Das ist mein guter Rat für Sie, aber ich weiß natürlich, dass niemand perfekt sein kann.

Eine Frau, die zusammen mit mir bei einer Gesundheitsberatungsstelle für Frauen arbeitet, verschwindet jeden Mittwoch um die Mittagszeit mit einem verstohlenen Grinsen aus dem Büro. Zehn Minuten später kehrt sie mit einer Portion Pommes frites zurück und alle Mitarbeiter (alle außer mir!) nehmen sich ein paar. Sie ist eine kluge Frau mit androider Körperform, einem Kugelbauch, und sie liebt ihr Essen, was offensichtlich war, als ich sie vor zehn Jahren kennenlernte. Damals war sie stark übergewichtig und litt unter hohem Blutdruck und Arthritis. Heute ist sie in viel besserer Form, weil sie die Mengen an rohem Gemüse, Fisch und Getreide in ihrer Ernährung erhöht hat. Aufgrund der gesunden Fette in diesen Nahrungsmitteln kann sie sich hin und wieder einen Genuss gönnen, ohne dass Fettleibigkeit und hoher Blutdruck zurückkehren.

Achten Sie auf Ihre Öle

Bei den guten Ölen bleiben die für uns so wertvollen Eigenschaften nur dann erhalten, wenn wir sie nicht Luft, Wärme und Licht aussetzen. Naturöle, wie sie in Fisch, ganzen Samen, Nüssen, Avocados, Oliven und Hülsenfrüchten enthalten sind, werden durch ihre Haut oder Schale vor Licht, Luft und Wärme geschützt. Sie sind daher viel frischer und gesünder als die Öle in Flaschen, die aus diesen Produkten gewonnen werden. Doch für Salatsoßen, selbst gebackenen Kuchen und leichte Gerichte, die nach chinesischer Art im Wok zubereitet werden, brauchen Sie einige wohlschmeckende Öle guter Qualität.

Idealerweise kaufen Sie unveredelte Öle, die mechanisch gepresst (kaltgepresst) und in dunkle Flaschen gefüllt wurden, um sie vor Licht zu schützen. Bewahren Sie solche Öle im Kühlschrank auf. Bisweilen ist es schwierig, Öle von hoher Qualität zu finden, aber in Naturkostläden oder im Reformhaus sollte man Ihnen weiterhelfen können. Natives Olivenöl extra ist praktisch überall erhältlich und eine gute Wahl, weil es mechanisch gepresst und nicht erhitzt, veredelt oder gebleicht wird – bitte bezahlen Sie lieber etwas mehr, aber kaufen Sie natives Olivenöl extra.

Fetthaltiger Fisch sollte frisch zubereitet oder aus der Dose verzehrt werden und nicht frittiert oder geräuchert sein. Beim Frittieren und Räuchern werden die essenziellen Fettsäuren im Fisch beschädigt und oxidieren. Fisch aus der Dose (Lachs, Thunfisch, Sardinen und Makrele) sind eine gesunde Quelle für Öle, vorausgesetzt, der Fisch wurde nicht geräuchert.

Zubereitung im Wok

Idealerweise sollten Nahrungsmittel nie in Öl und vor allen Dingen nicht bei hohen Temperaturen gebraten werden. Doch es gibt eine Zubereitungsmethode, die akzeptabel ist, aber mehr Zeit und Sorgfalt verlangt. Wir können uns ein Beispiel an den traditionellen chinesischen Köchen nehmen. Sie geben zuerst Wasser – kein Öl – in den Wok, dann das Gemüse und fügen schließlich nach langem Erhitzen etwas Öl hinzu. Bei dieser Methode wird die Zubereitungstemperatur auf 100 °C (eine nicht zerstörende Temperatur) gehalten, sodass Überhitzen und Oxidation verhindert werden. Kochen Sie also nur bei schwacher Hitze oder kleiner Flamme und bleiben Sie am Herd stehen, um die Temperatur ständig zu überwachen. Es ist eine gute Idee, Knoblauch und Zwiebeln in den Wok zu geben. Sie sind schwefelhaltig und halten dadurch den Schaden durch freie Radikale gering. Einige Öle werden durch Erhitzen weniger beschädigt als andere. Für diese Art der Nahrungszubereitung sind Rapsöl, Sesamöl, Erdnussöl, Sonnenblumen- und Saflordöl mit hohem Ölsäuregehalt sowie Olivenöl am besten geeignet.

Garen Sie Gemüse nicht zu lange – zehn Minuten reichen normalerweise aus. Sie werden feststellen, dass es knackiger ist und mehr Geschmack hat.

Cholesterin – besser als sein Ruf

Unser Körper braucht Cholesterin

Cholesterin ist eine harte, wachsige Substanz, die nur in tierischen Nahrungsmitteln wie Eiern, Fleisch, Milchprodukten, Fisch und Muscheln enthalten ist. Pflanzliche Nahrungsmittel enthalten keines. In den Köpfen vieler Menschen ist Cholesterin etwas Schlechtes und gleichzusetzen mit verstopften Arterien und Herzinfarkten. Doch es ist nur ein Zuviel an Cholesterin im Körper, das Probleme verursacht. Vernünftige Mengen davon sind für den menschlichen Stoffwechsel wichtig. Cholesterin wird benötigt, um den Zellmembranen eine gewisse Festigkeit zu verleihen. Die Drüsen des endokrinen Systems brauchen Cholesterin als Rohmaterial für die Herstellung von Hormonen, beispielsweise für die Geschlechtshormone (Östrogen, Progesteron, Androgene) und Kortison. Vitamin D wird aus Cholesterin hergestellt und die Leber stellt daraus Galle her. Der Körper ist nicht abhängig von Cholesterin, das in der Nahrung enthalten ist. Er kann es aus den Proteinen, Fetten und Zucker in der Ernährung herstellen. Das heißt, man kann völlig gesund sein, selbst wenn man keine Nahrungsmittel isst, die Cholesterin enthalten, da der Körper es selbst produziert, wenn der Spiegel zu niedrig wird. Je mehr Kalorien Sie aus Protein, Zucker, gesättigten Fetten und anderen nichtessenziellen Fettsäuren zu sich nehmen, desto mehr Cholesterin wird vom Körper hergestellt. Ihr Cholesterinspiegel wird hoch sein, weil Sie einfach zu viel essen, obwohl Sie vielleicht gar keine cholesterinhaltigen Nahrungsmittel zu sich nehmen. Der Körper kann zwar Cholesterin herstellen, aber er kann es nach der Herstellung nicht wieder aufspalten, sodass leicht eine zu große Menge vorhanden ist. Eine gesunde Leber pumpt Cholesterin über die Galle in den Darm, doch wenn Ballaststoffe fehlen, werden über 90 Prozent von Cholesterin und Gallensäuren aus dem Darm absorbiert und wieder der Leber zugeführt. Das ist für den Körper nicht gut und kann bei Menschen mit ballaststoffarmer Ernährung zu einem hohen Cholesterinspiegel führen.

Die Ärzte raten, den Cholesterinspiegel insgesamt auf Werten von unter 5,5 mmol/Liter (212 mg/dl) zu halten. Dazu braucht man eine gesunde Leber und muss sich ausgewogen ernähren (beispielsweise mit der Leberreinigungsdiät). Wieder einmal neigen wir dazu, den Meister in der Fettverbrennung und Regulator – unsere Leber – zu vergessen!

Davon träumen sicherlich alle übergewichtigen Menschen: ein Organ, das das Fett so schnell wie möglich aus ihrem Körper pumpt. Sorgen Sie einfach für eine gesunde und saubere Leber und Sie haben den Schlüssel für Ihre Probleme gefunden!

Menge und Art des Cholesterins sind entscheidend

Eine gesunde Leber verhindert, dass sich ein Zuviel an Cholesterin im Blut an den Innenwänden der Blutgefäße ablagert. Damit Ihr Körper das leisten kann, brauchen Sie viele Lipoproteine hoher Dichte (HDLs). Sie arbeiten wie Müllmänner, indem sie freies Cholesterin im Blut aufnehmen und es zurück in die Leber transportieren, wo es wiederverwendet oder in Galle verwandelt werden kann. Lipoproteine müssen von der Leber hergestellt werden, da sie nicht in Nahrungsmitteln vorkommen, und viele Menschen mit einer trägen Leber produzieren Lipoproteine hoher Dichte (HDLs) nicht in ausreichenden Mengen. Bitten Sie Ihren Arzt, Ihre HDL-Werte zu überprüfen, und ich hoffe, dass sie sich im oberen Bereich der Normalwerte befinden, die für HDL 0,9 bis 1,7 mmol/Liter oder 35 bis 65 mg/dl betragen. Das Verhältnis von Gesamtcholesterin zu HDL (Gesamtcholesterin : HDL) kann auf Herz- und Gefäßerkrankungen hindeuten. Ein Verhältnis von 3,5 oder besser noch niedriger ist wünschenswert. Wenn Ihr HDL zu niedrig ist (d. h. weniger als 0,9 mmol/Liter beträgt) oder wenn Ihr CHOL/HDL-Verhältnis zu hoch ist (mehr als 3,5), ist dies ein sehr guter Grund, die Leberreinigungsdiät zu befolgen. Nach acht Wochen Diät sollten Sie Ihren Arzt bitten, diese Bluttests erneut durchzuführen, und Sie werden angenehm überrascht sein.

Mit etwas Disziplin erzielen Sie überraschende Erfolge

Tony, 55 Jahre alt, kam mit seiner Frau Maria zu mir in die Praxis, da sie beide aufgrund der Ergebnisse einer kurz zuvor von Tonys Arzt durchgeführten Blutuntersuchung beunruhigt waren. Die Tests hatten hohe Cholesterinwerte und niedrige HDL-Werte ergeben sowie erhöhte Leberenzyme angezeigt, was ein Zeichen für eine Leberschädigung ist. Tony hatte einen Facharzt für innere Medizin aufgesucht. Nach mehreren Tests sagte man ihm, dass man keine Ursache für seine Leberstörung finden könne. Doch Tony war beunruhigt, da seine Mutter mit knapp sechzig Jahren an einer geheimnisvollen Leberentzündung gestorben war.

Maria führte die meiste Zeit über das Wort und tadelte ihren Mann, weil seine Ernährung nicht so gut wie die ihre sei, und sie erzählte, dass Tony zu viel Käse esse, zu viel Rotwein und kein Wasser trinke. Tony wirkte keinesfalls wie ein Alkoholiker und trank Alkohol in Mengen, die für viele »gesunde« Männer typisch sind: pro Tag etwa zwei Glas Wein und zwei Flaschen Bier. Er aß nicht viel rohes Obst und Gemüse, sondern bevorzugte ausgereifte Hartkäse und Wurst wie Mettwurst und Salami. Die Leber des armen Tony musste sieben Tage pro Woche Überstunden machen und war einfach überlastet.

Maria und ich heckten einen Angriffsplan aus – Tony durfte ein Glas Rotwein pro Tag trinken, wenn er acht Wochen lang die Leberreinigungsdiät befolgte. Aufgrund von Marias Beharrlichkeit und seiner Angst, wie seine Mutter vorzeitig zu sterben, hielt Tony sich an die Leberreinigungsdiät, und sein Leberspezialist stellte überrascht fest, dass seine Leberenzyme normal waren und sich der Cholesterinspiegel nach nur acht Wochen um mehrere Punkte gesenkt hatte.

Viele Männer trinken wie Tony ein wenig zu viel Alkohol,

essen zu viel gesättigtes Fett in Form von Käse und Fleisch, trinken nicht genug Wasser und essen nicht genug Eiweiß, Obst und Gemüse. Wenn sie die mittleren Jahre erreicht haben, fühlt sich ihre Leber müde und überlastet und der Cholesterinspiegel steigt. Die achtwöchige Leberreinigungsdiät ist für Männer, deren Leber ein guter Frühjahrsputz guttut, eine wahre Wohltat.

Der menschliche Organismus lässt sich wirkungsvoll und risikoarm durch Nahrungsmittel regulieren. Ich habe festgestellt, dass 99 Prozent der Menschen ihren Cholesterinspiegel allein durch die Ernährung kontrollieren können. Folgendes ist empfehlenswert:

- eine ballaststoffreiche Ernährung (wie die Leberreinigungsdiät sie bietet), um Cholesterin durch die Darmaktivität aus dem Körper auszuscheiden. Die Fasern in Samenhülsen von Flohkraut und Haferkleie können das Cholesterin senken.
- Lecithin in einer täglichen Dosierung von drei bis vier Esslöffeln frischem Lecithingranulat oder Lecithinkapseln (4000 mg). Lecithin hält Fette in gelöster Form, indem es sie in kleine Tröpfchen spaltet. Es wirkt wie ein Geschirrspülmittel, wenn Sie fettige Töpfe und Pfannen abspülen. Lecithin verhindert so, dass das Cholesterin sich an den Innenwänden der Blutgefäße ablagern kann.
- Antioxidantien, besonders Vitamin C, die die Oxidation von Fetten im Blut und an den Gefäßwänden verhindern. Nehmen Sie 1000 bis 2000 mg Vitamin C täglich ein und trinken Sie bis zu zehn Glas Wasser täglich. Dies trägt dazu

bei, die Cholesterinwerte zu senken, und verbessert gleichzeitig die Leberfunktion.

- Essen Sie frischen Knoblauch, Frühlingszwiebeln, rote Zwiebeln und Radieschen. Geruchlose Knoblauchkapseln sind nicht so gut wie echter Knoblauch, aber Sie können damit Ihre Cholesterinwerte dennoch stark verbessern. Verwenden Sie Knoblauch auch beim Kochen.
- Fragen Sie Ihren Arzt, ob Sie Vitamin B3 in der Form von Niacin einnehmen sollten. Vitamin B3 kann das Sterblichkeitsrisiko für Menschen, die einen Herzinfarkt erlitten haben, verringern. Vitamin B3 senkt nicht nur den Cholesterinspiegel, sondern wirkt auch entgiftend bei Schadstoffen, Alkohol und manchen Schmerzmedikamenten. In den 50er-Jahren beschrieben Forscher die cholesterinsenkenden Wirkungen von Vitamin B3 in hoher Dosierung. Heute werden mit kleineren Dosen, die von 500 mg bis 2000 mg täglich reichen, gute Resultate erzielt. Nehmen Sie Vitamin B3 immer zu Beginn einer Mahlzeit und nie auf leeren Magen ein. Es sollte immer unter ärztlicher Aufsicht eingenommen werden, da hohe Dosen Hitzewellen verursachen können.
- Das Ergänzungspräparat Berberin kann sowohl den Cholesterinspiegel als auch den Blutzucker senken.

Natürliche Heilmittel für die Leber

Flohsamen

Die Samen stammen von Wegericharten, die man Flohkraut oder Flohsamenkraut nennt. Genutzt wird die in Indien und Pakistan beheimatete Pflanze *Plantago ovata.* Im deutschen Sprachraum werden auch die Wegericharten *Plantago afra* (früher: *Plantago psyllium*) und *Plantago arenaria* verwendet. Die Wirkstoffe sind in der Epidermis der Samenschale enthalten. Die fachliche Bezeichnung für diese verwendeten Pflanzenteile lautet *Psylli semen.*

Durch die Einnahme von Flohsamen – dreimal täglich – können Sie Ihren Cholesterinspiegel innerhalb von acht Wochen um 14 bis 20 Prozent senken. Flohsamen können zu starken Appetit zügeln. Lösen Sie drei bis vier Gramm Flohsamen (aus der Apotheke) in einem Glas Saft auf und trinken Sie die Lösung jeweils vor den Mahlzeiten. Das erzeugt ein Gefühl, als sei Ihr Magen bereits teilweise voll.

Bei Menschen mit träger Leberfunktion hat der Körper oft Probleme, Fette umzuwandeln, und möglicherweise sind die Cholesterinwerte hoch. Flohsamen können in solchen Fällen helfen.

Die größte Versuchsreihe, bei der die Wirksamkeit der Flohsamenhülsen untersucht wurde, fand an den Universitäten von Newcastle und Sydney in Australien statt. Dabei stellte man fest, dass es sich wahrscheinlich um die beste cholesterinsenkende Faser überhaupt handelt. Flohsamen sind ein beständigeres Mittel zur Senkung des Cholesterinspiegels als die Haferfaser. Sie enthalten viel lösliche Ballaststoffe, die bei der Verhinderung und Behandlung erhöhter Cholesterinwerte eine wichtige Rolle spielen.

Taurin

Taurin, eine der weniger bekannten Aminosäuren, spielt mehrere wichtige Rollen im Körper und ist ein wesentlicher Bestandteil der Zellwände, wo es zur Stabilisierung des Transports zwischen den Membranen beiträgt und Schutz durch Antioxidantien gewährt.

Taurin ist die wichtigste Aminosäure, die die Leber zur Entfernung giftiger Chemikalien und Abfallprodukte des Stoffwechsels aus dem Körper braucht. Es ist wichtig zur Bindung von Medikamenten und Metaboliten in der Leber. Taurin ist eine Schlüsselkomponente der in der Leber produzierten Gallensäuren.

Es ist außerdem das wichtigste antioxidantisch wirkende Verteidigungsmittel des Körpers gegen die Produktion von zu viel Hypochloritionen. Wenn diese nicht kontrolliert wird, erhöht sich die Überempfindlichkeit gegenüber Chemikalien.

Eine gestörte Synthese von Taurin reduziert die Fähigkeit der Leber, Chemikalien aus der Umwelt – wie Chlor, Chlorit (Bleiche), Aldehyde (die bei einem Zuviel von Alkohol produziert werden), Alkohole, Lösungsmittel auf Erdölbasis und Ammoniak – zu entgiften. Menschen mit Taurinmangel haben wahrscheinlich einen gestörten Mineraltransport über die Zellmembran. Das führt zu einem Ungleichgewicht im

Elektrolythaushalt und der verringerten Fähigkeit der Leber, Schadstoffe über Galle und Urin auszuscheiden.

Neue Untersuchungen haben ergeben, dass Taurin einer der wichtigsten Nährstoffe bei der Entgiftung schädlicher Substanzen und Medikamente durch den Körper ist und bei Patienten mit einer Überempfindlichkeit gegenüber Chemikalien in Betracht gezogen werden sollte. Alle guten Lebertonika sollten Taurin enthalten.

Taurin ist in tierischem Eiweiß, Innereien und wirbellosen Meeresfrüchten enthalten. Veganer leiden oft unter einem Taurinmangel. Faktoren, die den Bedarf des Körpers an Taurin erhöhen, sind Epilepsie, hoher Alkoholkonsum, orale Verhütungsmittel, Kortisontherapie, starker Stress und der Verzehr von Mononatriumglutamat (Geschmacksverstärker, E-Nummer: E 621; gemäß EU-Richtlinie muss der Zusatzstoff bei Nahrungsmitteln deklariert werden) in großen Mengen.

Die empfohlene Dosis bei Taurin ist 200 bis 500 mg täglich. (Wissenschaftliche Quelle: Orthoplex Research Bulletin, »Taurine the Detoxifying Amino Acid«, Nutrients in Profile, von Henry Osiecki, Bioconcepts Publishing.)

Mariendistel

Dieses Kraut gilt seit Jahrhunderten als traditionelles Lebertonikum. Zu seinen heilenden Eigenschaften wurden über 100 wissenschaftliche Forschungsdokumente und eine Sammlung von Beiträgen erstellt.

Die Mariendistel hat den botanischen Namen *Silybum marianum* und wird auch als Milchdistel bezeichnet. Der Wirkstoff ist Silymarin. Sie schützt die Leber, wirkt leberregenerierend, wirkt Unterzuckerung entgegen, ist entzündungshemmend und ein Antioxidans.

Die Mariendistel wirkt bei folgenden Zuständen wohltuend:

- chronischer Hepatitis
- Zirrhose
- Leberschädigung
- Gallenstau (Cholestase)
- durch Alkohol und Chemikalien hervorgerufener Leberschädigung

Die Mariendistel reduziert sogar die durch Gifte und Fett hervorgerufene Degeneration der Leber.

1969 wurde das bekannte Phalloidin-Experiment von den Forschern Vogel und Temme durchgeführt. Bei diesem Test wurde die Wirkung der Mariendistel auf die Leber bewiesen. Phalloidin ist das im Grünen Knollenblätterpilz enthaltene Gift, es wirkt extrem toxisch auf die Leber. Die Mariendistel kann die toxische Wirkung blockieren, was auf einen stark leberschützenden Effekt hindeutet.

Die Mariendistel unterstützt auch die Reparatur und Regeneration von bereits geschädigten Leberzellen (Hepatozyten). Die Mariendistel enthält das Flavon Silymarin, das die Komponenten im Innern von Leberzellen (Mitochondrien und Mikrosome) vor lipider Peroxidation schützt. Diese Schutzwirkung für die Leber ist viel stärker als die Wirkung von Vitamin E. Die wirkungsvollen entgiftenden Enzyme in der Leber, die Medikamente und giftige Chemikalien abbauen, werden als

Cytochrom-P450-Enzyme bezeichnet. Diese Enzyme werden durch Silymarin verbessert.

Während einer dreimonatigen Studie, bei der 67 Patienten mit chronischer Hepatitis, durch Gifte hervorgerufener Leberschädigung und Gallenentzündung überwacht wurden, stellte man fest, dass die Mariendistel bei diesen Lebererkrankungen half. Bei derselben Studie wurde festgestellt, dass Patienten mit Alkoholzirrhose, die mit Mariendistel behandelt wurden, eine viel höhere Überlebensrate hatten.

Das Mittel kann in Kapselform oder als Silymarin-Extrakt eingenommen werden, das in Saft eingerührt wird. Die Dosen reichen von 500 bis 2000 mg täglich.

Kurkuma

Kurkuma schätze ich besonders, da es nicht nur ein starkes Lebertonikum ist, sondern auch entzündungshemmende und krebsbekämpfende Eigenschaften im gesamten Körper entfaltet. Auch Currypulver enthält Kurkuma, dieses Gewürz ist weltweit wegen seiner verdauungsfördernden und kulinarischen Vorzüge beliebt.

Kurkuma hat eine leberschützende und gehirnschützende Wirkung. In der phytochemischen Analyse von Kurkuma fand man viele Verbindungen, darunter Curcumin und Curcuminoide, deren starke entzündungshemmende Eigenschaften nachgewiesen sind.

Curcumin (Diferuloylmethan), der wichtigste gelbe, biologisch aktive Bestandteil von Kurkuma, hat nachweislich entzündungshemmende, krebshemmende, antidiabetische, antibakterielle und antivirale Wirkungen. Seine entzündungshemmende Wirkung kann klinisch zur Linderung von Gelenkschmerzen eingesetzt werden. Sicherheitsbewertungsstudien zeigen, dass sowohl Kurkuma als auch Curcumin in sehr hohen Dosen gut verträglich sind und keine toxischen Wirkungen haben.

Selen

Das Mineral Selen ist für die Funktion von Glutathion im Körper unerlässlich. Glutathion ist das stärkste Antioxidans im Körper, beugt Leberschäden vor und ist für eine effiziente Entgiftung der Leber von entscheidender Bedeutung. Bei einem Selenmangel kann Glutathion Ihre Leber nicht effizient schützen oder entgiften.

Selen wirkt nachweislich antiviral. Eine groß angelegte Studie ergab, dass Menschen mit einer chronischen Hepatitis-B-Infektion eine 40-prozentige Verringerung der Lebererkrankung erzielten, wenn sie fortlaufend Selenpräparate einnahmen. Viele Menschen erholen sich nie vollständig von einer Virusinfektion wie dem durch das Epstein-Barr-Virus (EBV) verursachten Pfeiffer-Drüsenfieber, Covid oder Virushepatitis usw., weil sie einen Selenmangel haben und ein chronisches Erschöpfungssyndrom entwickeln. Ein Selenpräparat kann die Anzahl gefährlicher Viren (Viruslast) in Ihrem Körper reduzieren, was sogar bei Menschen mit HIV nachgewiesen wurde.

N-Acetylcystein (NAC)

NAC ist eine spezifische Form der Aminosäure Cystein und ist die Vorstufe (Ausgangsstoff) für die körpereigene Produktion von Glutathion (GSH).

NAC wurde erstmals 1960 patentiert und steht auf der Liste der unentbehrlichen Arzneimittel der Weltgesundheitsorganisation. Die therapeutische Sicherheit von NAC ist seit vielen Jahren erwiesen, es wurde 1963 von der US-amerikanischen Arzneimittelbehörde FDA zugelassen.

NAC wird weltweit zur Behandlung von Paracetamol-Vergiftungen, Lungenerkrankungen, Schwermetallvergiftungen sowie psychiatrischen und neurologischen Störungen eingesetzt.

Die Einnahme eines NAC-Präparats ist der effektivste Weg, um die Glutathionproduktion im Körper zu steigern. Durch die Erhöhung des Glutathionspiegels können sich die Körperzellen vor Schäden schützen, die durch Fettansammlungen, Virusinfektionen und giftige Chemikalien und Medikamente verursacht werden.

Heute erkennen Forscher, wie wichtig die Wirkung von Glutathion im Körper ist und wie viele chronische Erkrankungen mit einem Glutathionmangel in Verbindung stehen. Laut Dr. Kondala R. Atkuri von der Stanford University »wurde NAC erfolgreich zur Behandlung von Glutathionmangel bei einer Vielzahl von Infektionen und Stoffwechselstörungen eingesetzt, darunter HIV-Infektionen und chronisch-obstruktive Lungenerkrankungen. In mehr als zwei Dritteln der 46 placebokontrollierten klinischen Studien mit oral verabreichtem NAC zeigten sich positive Wirkungen von NAC.«

NAC bindet Schwermetallionen wie Cadmium (Cd2+), Quecksilber (Hg2+) und Blei (Pb2+). Über seine Thiol-Seitenkette bildet NAC Komplexe. Man bezeichnet dies als Chelatbildung, es erhöht die Ausscheidung dieser toxischen Metallionen aus dem Körper.

Kurz zusammengefasst bewirkt NAC Folgendes:

- verbessert die Entgiftungsfunktion in Leber und Nieren.
- hemmt Entzündungen im gesamten Körper.
- wirkt antimikrobiell bei vielen chronischen oder wiederkehrenden Infektionen – mit anderen Worten, es wirkt wie ein Antibiotikum.
- verbessert die Mund- und Zahngesundheit.
- wirkt schützend und regenerierend auf Leber, Lunge und Nieren.
- unterstützt die Rehabilitation von Drogenabhängigen.
- reduziert Akne.
- hilft bei der Auflösung von Gallen- und Nierensteinen.
- reduziert Altersflecken auf der Haut.
- hilft, Nebenwirkungen von Medikamenten, Überdosierungen und Umweltgiften zu verhindern.

Notaufnahmen in Krankenhäusern verabreichen Menschen mit einer Überdosis Paracetamol regelmäßig intravenös (i. v.) NAC, um Nieren- und Leberversagen zu verhindern.

Artischocke

Aus der Artischocke (*Cynara scolymus*) gewinnt man ein bitteres Tonikum mit leberstärkenden Eigenschaften. Sie wurde auch zur »Blutreinigung« eingesetzt. Klinische Studien haben ihren Wert zur Senkung des Cholesterinspiegels sowie von stickstoffhaltigen Abfallprodukten des Stoffwechsels bestätigt. Ihre leberstärkende Eigenschaft ist nützlich in Fällen von Leberinsuffizienz und Leberschädigung, Leberkrankheiten, schlechter Verdauung, Gallensteinen und chronischer Verstopfung. Sie kann zur Senkung von erhöhten Cholesterin- und Triglyceridwerten eingesetzt werden.

Die getrocknete Pflanze kann in Kapselform eingenommen oder als Bestandteil eines Lebertonikums, am besten in Kombination mit Mariendistel, Löwenzahn und Taurin, in Pulverform in Saft eingerührt werden. Die Dosen reichen von 300 bis 500 mg täglich.

Löwenzahn

Löwenzahn ist Pflanzenkennern unter der Bezeichnung *Taraxacum officinale* bekannt. Die Pflanzenwurzel wird seit Jahrhunderten bei Leber- und Gallenleiden eingesetzt. Aus dem zehnten und elften Jahrhundert sind umfangreiche Aufzeichnungen für den medizinischen Einsatz vorhanden, als die Pflanze von berühmten arabischen Ärzten verwendet wurde. Im 16. Jahrhundert hatte sich der Löwenzahn in Großbritannien als offizielles Medikament der Apotheker unter dem Namen Herba Taraxaci gut etabliert und war eine beliebte Heilpflanze für die Leber und die Verdauungsorgane. Seit dem 16. Jahrhundert wurde Löwenzahn in Deutschland zur »Blutreinigung« und bei Blutandrang in der Leber eingesetzt. Es ist ein wahrhaft universales Kraut und noch heute in den amtlichen Arzneibüchern der Schweiz, Polens, Ungarns und Russlands enthalten. Heute ist Löwenzahn als Lebertonikum in Nordamerika, Australien, im Orient und in Europa weit verbreitet.

Die therapeutischen Eigenschaften des Löwenzahns sind zum Teil auf die Bitterstoffe Taraxacin und Inulin (ein bitteres Glykosid) zurückzuführen. Bitterstoffe wie die im Löwenzahn enthaltenen regen die Verdauungsdrüsen an und aktivieren den Gallenfluss.

Obwohl Löwenzahn spezifisch auf die Leber wirkt, ist er auch ein allgemeines Körpertonikum. Er wirkt als Abführmittel, harntreibendes Mittel, Entzündungshemmer, Magenbitter und Gallenblasentonikum. Seine Wirkung ist nützlich bei Leber- und Gallenblasenentzündungen und bei Blutandrang und Gelbsucht. Er ist nützlich im Frühstadium der Leberzirrhose, beispielsweise bei einer Alkoholzirrhose. Die doppelte Wirkung von Löwenzahn auf Leber und Nieren macht diese Pflanze zu einem ausgezeichneten entgiftenden Heilmittel bei Gicht, Rheuma und Hautleiden.

Die heilenden Eigenschaften von Löwenzahn bei Leberleiden sind immer wieder Gegenstand von Studien überall auf der Welt. Man stellte fest, dass Löwenzahn erfolgreich Leberentzündung, Gelbsucht und Magenverstimmungen bei Menschen mit mangelnder Gallensekretion günstig beeinflusst.

Löwenzahnblätter können frisch in Salaten gegessen werden, und Löwenzahnwurzel ist ein Bestandteil eines Lebertonikums in Pulverform, das in Saft eingerührt wird. Das getrocknete Kraut kann in Kapselform eingenommen werden. Die Dosierungen reichen von 500 bis 2000 mg täglich. Man kann auch Löwenzahntee und -kaffee kaufen oder selbst ein Getränk herstellen, indem man einen Esslöffel getrocknete Löwenzahnwurzel in Stückchen in einem halben Liter Wasser 30 Minuten lang köcheln lässt und abgießt. Geben Sie nach Geschmack Honig dazu. Das Getränk kann im Kühlschrank aufbewahrt werden, sodass Sie einen Tagesvorrat an einem erfrischenden Getränk haben.

Ulmenrinde

Das feine Pulver, das aus der Rinde der Ulme (Volksnamen: Feldulme, Parkulme, Rüster) hergestellt wird, wirkt beruhigend auf die Schleimhäute des Verdauungstraktes. Es bietet vorübergehende Erleichterung bei übermäßiger, durch Verdauungsstörungen verursachter Säureproduktion und Gallenrückfluss. Ulmenpulver bildet eine schützende Auskleidung der entzündeten Schleimhäute, auf denen sich Geschwüre gebildet haben. Es ist daher nützlich bei Gastritis sowie Magen- und Zwölffingerdarmgeschwüren. Diese Probleme des Verdauungstraktes sind bei Menschen mit vergifteter Leber und gestörter Gallenproduktion häufig anzutreffen.

Das Pulver wird entweder in Saft gerührt oder als Bestandteil eines Lebertonikums eingenommen. Die Dosen reichen von 150 bis 1000 mg täglich.

Wohltuende Nahrungsmittel für die Leber

Die besten Gemüse für die Leber sind Möhren, Kürbis, Paprikaschoten, Gurken, Sellerie, Artischocken und Rote Bete. Sie enthalten Antioxidantien wie Betacarotin, andere Karotinoide und heilende Flavonoide, die ihnen z. B. auch ihre Farbe verleihen. Diese pflanzlichen Antioxidantien haben für die Leber eine heilende und reinigende Wirkung.

Lecithin hilft der Leber beim Fettstoffwechsel und senkt hohe Cholesterinwerte. Es enthält außerdem essenzielle Fettsäuren und Phosphatidylcholin, das die Zellwände der Leberzellen (Hepatozyten) gesund erhält.

Luzerne und Gerstengras (junge, grüne Blätter der Gerste) können gegessen werden, um die Leber mit Chlorophyll zu versorgen, jenem grünen Pigment, das Pflanzen ihre Farbe verleiht und es ihnen ermöglicht, Sonnenenergie in Nahrungsenergie umzuwandeln. Chlorophyll ist sowohl ein Lebertonikum als auch ein Reinigungsmittel für die Leber.

Gesunde Gewürze für die Leber sind:

Dill, Kümmel, Koriander, Kreuzkümmel, Chili, Kardamom, Wasabi, Meerrettich, Sesamsamen, Brunnenkresse, Basilikum, Zitronengras, Kurkuma, Currypulver, Senf jeder Art, Pfeffer, Fenchel, Bockshornklee, Ingwer, Anis, Kerbel, Grüntee, Petersilie und Selleriesamen.

Diese Dinge sind besonders wertvoll, weil sie die Entgiftung in den Leberzellen fördern.

Fallgeschichten

Die verschwundenen Gallensteine

Juliette war ein typisches Beispiel für eine Frau, die Gallensteine bekommt – »übergewichtig und über vierzig«, wie wir Ärzte sagen. Sie suchte mich ursprünglich auf, weil sie sich zwei Jahre nach der Entfernung ihrer Gallenblase nicht wohlfühlte. Diese Operation wird als Cholezystektomie bezeichnet. Juliettes Arzt hatte den Eingriff mithilfe eines sogenannten Laparoskops durchgeführt. Dabei wird der Bauch nicht geöffnet und es bleibt nur eine kleine, kaum sichtbare Narbe zurück.

Juliette war sehr enttäuscht. Sie hatte erwartet, dass sie sich nach der Operation viel besser und schmerzfrei fühlen würde, zumal der Chirurg 36 Gallensteine entfernt hatte. Doch sie beklagte sich bei mir über Blähungen, Verstopfung, lehmfarbenen Stuhlgang, Sodbrennen und eine Gewichtszunahme von 25 Kilogramm. Kein Wunder, dass sie Depressionen hatte.

Juliettes Bluttests ergaben einen erhöhten Cholesterinwert (6,8 mmol/Liter) und eine leichte Erhöhung der Leberenzyme und des Bilirubins. Mein Verdacht auf eine schlechte Leberfunktion wurde also bestätigt und tatsächlich waren ihre Symptome typisch für Fettleber und Mangel an Gallenflüssigkeit. Nach Entfernung der Gallenblase ist eine gesunde Ernährung und manchmal die ergänzende Einnahme von Rindergalle zu den Mahlzeiten wichtig, damit es nicht zu Blähungen und einem Mangel an fettlöslichen Vitaminen kommt. Weitere Informationen finden Sie in meinen YouTube-Videos zum Thema Gallenblasenprobleme.

Als ich Juliette nach ihrer Ernährung fragte, erzählte sie, dass sie fetthaltige Nahrungsmittel wie Käse, Schokolade, Schweinekoteletts und süße Plätzchen liebe. Genauso wichtig war, dass rohe Nahrungsmittel in ihrer Diät fehlten. Die Leberreinigungsdiät war genau das Richtige für sie, und sie war sehr erleichtert, als ich ihr diesen Ernährungsplan gab. Man hatte ihr bereits in der Vergangenheit gesagt, sie solle abnehmen, allerdings ohne ihr einen wissenschaftlich fundierten Ernährungsplan an die Hand zu geben. Das Wort »Diät« erschreckte sie, da sie Angst hatte, Hunger zu leiden. Ich erklärte ihr, dass dies während der Leberreinigungsdiät nicht der Fall sei, da es dabei nicht um eine Nahrungseinschränkung an sich geht, sondern einfach um eine Ernährung, die das Gleichgewicht des Stoffwechsels wiederherstellen und ihre Leber heilen würde. Nach acht Wochen und zwölf Kilogramm Gewichtsverlust suchte Juliette mich wieder auf und berichtete, dass sie nicht mehr unter Blähungen litte. Ihr Cholesterinwert hatte sich auf 5,1 mmol/Liter verringert und ihre Leberfunktionstests waren völlig normal. Sie wollte aber die Leberreinigungsdiät weitere acht Wochen machen, um noch mehr abzunehmen.

Juliette erzählte mir eine komische, aber ziemlich makabre Geschichte, wie sie ihre Gallensteine verloren hatte. Ihr Chirurg hatte ihr die 36 kleinen harten Steine, die Gallensäuren und Cholesterin enthalten, nach der Operation als Souvenir geschenkt. Nach ihrer Rückkehr aus dem Krankenhaus hatte sie die Steine in einer Plastiktüte auf den Nachttisch gelegt, um sie ihrem Mann später zu zeigen. Ihr Mann hatte sich nach ihrer Krankheit eine besondere Überraschung ausgedacht, um sie aufzuheitern, und ging mit ihr ins Kino. Nach dem Kinoabend saßen sie beiden noch eine Weile bei einem Glas Wein im Wohnzimmer, als sie ein merkwürdiges, knirschendes Geräusch aus dem Schlafzimmer hörten. Sie schauten nach und fanden dort ihren Hund vor, der gerade den letzten Gallenstein genoss. Tatsächlich hatte der Hund alle sechsunddreißig Gallensteine gefressen, sodass Juliette ihrer faszinierenden pathologischen Musterstücke beraubt wurde. Der Hund trug jedoch keinen Schaden davon und die Gallensteine schienen keine negative Wirkung auf ihn zu haben. Man sollte also seine Gallensteine nicht einfach herumliegen lassen, wenn man sie für die Nachwelt aufbewahren möchte.

Das hormonelle Gleichgewicht wiederfinden

Ramona, 26 Jahre alt, suchte mich wegen eines lange bestehenden Gewichtsproblems und eines hormonellen Ungleichgewichts auf. Sie hatte den typischen »lymphatischen« Körper, da sie am ganzen Körper dick war. Sie litt unter Allergien und übermäßiger Schleimproduktion der Atemwege, was für lymphatische Körpertypen typisch ist. Sie wog 140 Kilogramm und war so schwer, dass ihre Waage zu Hause den Geist aufgegeben hatte. Seit ihrer Jugend, als sie 70 Kilogramm wog, hatte sie langsam zugenommen. Sie war mit 1,75 m recht groß, aber dennoch viel zu schwer (ihr BMI betrug 45,7).

Sie klagte darüber, dass sie in den letzten vier Jahren keine Periode mehr gehabt hatte und unter Kopfschmerzen und schmerzenden Brüsten litt. Ich führte mehrere Bluttests durch und stellte fest, dass das Hormon der Hirnanhangdrüse (Prolaktin) zu hoch war, was die fehlende Menstruation erklärte, da ein Zuviel an Prolaktin den Eierstockzyklus stört. Ihr Cholesterinwert betrug 7,2 mmol/Liter und ihre Leberenzyme waren leicht erhöht. Gott sei Dank wurde bei einer Computertomografie des Gehirns kein Tumor der Hirnanhangdrüse gefunden, was bei hohen Prolaktinwerten immer ausgeschlossen werden muss.

Ramona war einfach fettleibig und dies verursachte zusammen mit ihrer schlechten Ernährung ein hormonelles Ungleichgewicht und eine Fettleber. Außerdem war sie eine zukünftige Kandidatin für Diabetes, wenn sie ihre Ernährung nicht ändern und abnehmen würde. Sie ähnelte ihrer verstorbenen Großmutter mütterlicherseits, die sehr fettleibig gewesen war und unter Diabetes gelitten hatte. Vor Ramona lag ein langer Weg mit langsamer Gewichtsabnahme und Änderungen ihres Essverhaltens.

Ramona liebte Molkereiprodukte über alles. Sie meinte, sie wären gut für ihre Knochen und würden ihren Mangel an Bewegung ausgleichen. Lymphatische Körpertypen sind aber gegenüber Molkereiprodukten allergisch und müssen diese völlig meiden, wenn sie abnehmen und sich wohlfühlen wollen. Die Leberreinigungsdiät war perfekt für Ramona, da sie keine Molkereiprodukte enthält. Außerdem zeigten die Ergebnisse der Bluttests, dass sie ihre Leberfunktion verbessern musste, wenn sie abnehmen wollte. Wir hatten beschlossen, dass Ramona die Leberreinigungsdiät wegen ihres ernsten Gewichtsproblems viel länger als acht Wochen machen musste. Ich gab Ramona eine Creme mit bioidentischem Progesteron in einer Dosis von 100 mg pro Tag sowie ein Jod-Selen-Präparat, um ihren Zyklus ins Gleichgewicht zu bringen und den Prolaktinspiegel zu senken.

Sie kam in den folgenden sechs Monaten alle vier Wochen zur Kontrolle zu mir. Nach fünf Monaten ergaben die Bluttests, dass ihre Leberfunktion normal war. Der Prolaktinspiegel hatte sich von 1500 auf 350 gesenkt, was durch die Wiederkehr regelmäßiger Perioden belegt wurde.

Die Leberreinigungsdiät und die Präparate hatte den Prolaktinspiegel gesenkt, sie von ihren Allergien und Schleimproblemen geheilt und ihr viel mehr Energie verliehen. Ramona war überglücklich und konnte einfach nicht glauben, dass das Fett förmlich »wegschmolz«, sodass unter ihrem bisher angeschwollenen und aufgedunsenen Körper die Knochen wieder sichtbar wurden. Sie erzählte mir, dass sie sich seit Jahren danach gesehnt hatte, wie andere junge Mädchen Kleider und Röcke zu tragen. Nach sechs Monaten hatte sie erstaunliche 48 Kilogramm abgenommen und wog jetzt noch 92 Kilogramm. Sie fühlte sich wieder wie ein Mensch und sagte, dass sie weiterhin an der Leberreinigungsdiät festhalten und sich von Molkereiprodukten fernhalten wollte.

Es ist sehr befriedigend, Frauen wie Ramona zu helfen, da diese Frauen auf lange Sicht ganz normal leben können, wenn sie erst einmal verstanden haben, wie sie ihren Stoffwechsel und ihre Hormone durch Ernährung und Körperbewegung ausgleichen können. Die Wirkung der Leberreinigungsdiät ist erstaunlich und kann stark übergewichtigen Frauen und Männern, deren Zukunft sonst sehr trübe aussehen würde, zu einem effizienten und lang anhaltenden Gewichtsverlust verhelfen.

Die Wechseljahre – kein Grund für Übergewicht

Für all die Frauen, die jetzt in die Wechseljahre kommen, ist die Fallgeschichte einer 54-jährigen Patientin namens Joanne gedacht, denn ich habe festgestellt, dass viele Frauen in diesem Alter Probleme mit der Gewichtskontrolle haben.

Joanne war ein typisches Beispiel meiner Patientinnen mit Gewichtsproblemen. Diese Frauen stellten fest, dass sie zunehmen, sobald sie mit einer Hormontherapie beginnen. Joanne hatte einen androiden Körpertyp, das heißt, sie hatte eine knabenhafte Figur mit breiten Schultern, starken, wohlgeformten, muskulösen Armen und Beinen, schmalen Hüften, einem flachen Gesäß und keiner besonders ausgeprägten Taille. Bei androiden Frauen ist der Torso ziemlich gerade und wird in Taillenhöhe nicht schmaler. Zur Gewichtsabnahme kommt es im oberen Bereich des Körpers, speziell im Taillenbereich, sodass ein hervorstehender Bauch oder »Kugelbauch« entsteht. Androide Frauen lieben Käse, Schinken, Chips und frittierte Speisen und belasten ihre Leber mit reichhaltigem, gut gewürztem Essen und Alkohol. Der androide Typ neigt zur Fettleber, was mit hohen Blutfettwerten sowie Herz- und Gefäßerkrankungen zusammenhängt.

Joanne hatte die falschen Hormone für ihren Körpertyp erhalten und nahm ziemlich hohe Dosen einer starken Östrogentablette ein, als sie mich zum ersten Mal in meiner Praxis aufsuchte. Starke Mittel oder hohe Hormondosen belasten die Leber, die schwerer arbeiten muss, um die Hormone abzubauen. Diese starken Hormone regen die Leber außerdem an, zusätzliche Mengen an bestimmten Proteinen (beispielsweise Blutgerinnungsfaktoren) herzustellen, was zu einer Erhöhung des Blutdrucks führen kann. Joannes Blutdruck und Cholesterinwert waren leicht erhöht, sie hatte 15 Kilogramm Übergewicht und in ihrem Körper staute sich ziemlich viel Flüssigkeit.

Ich erklärte ihr, dass die Hormontherapie negative Wirkung auf ihre Leber hatte und dass sie zur Verbesserung der Leberfunktion die Einnahme dieser Tabletten einstellen sollte. Sie wollte die Hormoneinnahme nicht völlig aufgeben, und wir stellten die Therapie auf die neuen Pflaster mit Hormonkombinationen um, die sowohl Östrogen als auch Progesteron enthalten. In Joannes Fall war es sicherer und natürlicher, Hormone in einer Form zu nehmen, in der sie direkt vom Blutkreislauf absorbiert werden und die Leber umgehen. So wird die Belastung der Leber verringert und die Neigung zur Gewichtszunahme ist geringer als bei der oralen Form der Hormonbehandlung mit Tabletten.

Um Joannes Bemühungen beim Abnehmen zu unterstützen, verschrieb ich ihr ein Lebertonikum in Pulverform und die Leberreinigungsdiät. Es dauerte vier Monate, bis Joanne die 15 Kilogramm abgenommen hatte, die sie seit der Menopause zugenommen hatte. Durch die ausgleichende Wirkung der Leberreinigungsdiät waren auch Blutdruck und Cholesterinspiegel wieder auf normale Werte zurückgegangen. Sprechen Sie mit Ihrem Arzt über die Verwendung von Hormonpflastern und Lebertonika, wenn Sie in einer ähnlichen Situation sind.

Die Leberreinigungsdiät – ein Ernährungsplan, der Zeichen setzt

Bevor wir uns näher mit den köstlichen Mahlzeiten der Leberreinigungsdiät befassen, möchte ich kurz ihre Philosophie erläutern.

Die Leberreinigungsdiät basiert auf jahrelanger Erfahrung bei der Behandlung von Krankheiten durch eine Umstellung der Ernährung. Ihre Wirkung wurde immer wieder bewiesen, oft in Fällen, in denen die konventionelle Medizin dem Patienten wenig bieten konnte. Ich habe diese Diät erfolgreich eingesetzt, um Patienten mit den verschiedensten Gesundheitsproblemen wie Depressionen, Hautkrankheiten, Endometriose, Arthritis, chronischer Verstopfung, Reizdarm, Dickdarmentzündung mit Geschwürbildung, Crohn'scher Krankheit, wiederkehrenden Darminfektionen sowie Candidiasis und mit übermäßigem Kontakt zu Giften wie Insektiziden und Medikamenten zu behandeln. Außerdem kann die Leberreinigungsdiät Menschen mit allgemein schlechter Gesundheit unbekannter Ursache oft heilen, was sehr wichtig ist, da diese Patienten häufig müde und gereizt sind – ein Zustand, der noch schlechter zu ertragen ist, wenn der Arzt keine Ursache findet und daher auch keine Erleichterung verschaffen kann.

Eine gesunde Leber hält den Körper rein, sodass das Immunsystem vor Überlastung bewahrt wird. Das ist entscheidend für einen effizienten Stoffwechsel und die Gewichtskontrolle. Eine schlechte oder nur leicht eingeschränkte Leberfunktion kann weitreichende und vielfältige Gesundheitsprobleme wie die oben beschriebenen verursachen. Eine Verbesserung der Leberfunktion durch die entsprechende Ernährung und verschiedene Lebertonika bringt den Betroffenen bei diesen verschiedenen Gesundheitsproblemen Heilung oder zumindest Erleichterung.

Die Leberreinigungsdiät wird Ihnen helfen, abzunehmen und sich energiegeladener zu fühlen, selbst wenn andere Diäten nichts bewirkt oder durch den Jo-Jo-Effekt zu immer größerer Gewichtszunahme geführt haben. Die Leberreinigungsdiät wird Ihre Gesundheit wiederherstellen und sie funktioniert bei allen Menschen mit Gewichtsproblemen, denn es handelt sich um einen wissenschaftlich fundierten, von einer Medizinerin entwickelten Ernährungsplan zur Verbesserung der Leberfunktion, der in einer klinischen Studie untersucht wurde. Im ersten Teil dieses Buches habe ich erklärt, warum die Leber für den Stoffwechsel so enorme Bedeutung hat. Sie ist das einzige Organ, das Fett und Giftstoffe aus dem Körper pumpen kann. Dies erfolgt über die Gallenflüssigkeit, und Fett und Giftstoffe werden über den Stuhl ausgeschieden.

Der Schlüssel zu guter Gesundheit und erfolgreichem, langfristigem Gewichtsverlust und zum Halten des neuen Gewichts ist die Wiederherstellung einer effizienten Leberfunktion. Mit den Informationen aus diesem Buch gerüstet, wird Ihnen das nicht schwerfallen.

Ich hoffe, dass Sie die Fallgeschichten einiger meiner Leser und Patienten, die die Leberreinigungsdiät befolgt und hervorragende Ergebnisse damit erzielt haben (siehe Seite 128 bis 134), inspirieren konnten. Aus Gründen der Schweigepflicht wurden die Namen der Patienten geändert, aber die Einzelheiten dieser Fallgeschichten entsprechen den Tatsachen. Einige klingen unwahrscheinlich, und ich muss zugeben, dass ich von den guten Ergebnissen, die meine Patienten erzielten, oft überrascht war, als ich begann, die Leberreinigungsdiät zu verschreiben. Einige Patienten amüsierten sich über mein Erstaunen und boten sich freiwillig als Gäste meiner Radiosendung in Sydney an, um von ihren Erfolgen zu berichten. Nach jeder Sendung erhielten wir Hunderte von Anfragen, was mich dazu bewog, die Leberreinigungsdiät zum Thema eines Buches zu machen.

Genuss danke Frische und Vielfalt der Nahrungsmittel

Die Mahlzeiten der Leberreinigungsdiät werden Ihnen schmecken, da sie leicht, ausgewogen und wohlschmeckend sind. Ich habe mit Ernährungsberatern und mehreren Frauen zusammengearbeitet, die ausgezeichnete Köchinnen sind, um die kulinarischen Genüsse dieser Diät zusammenzustellen.

Die ambitionierten Frauen, die geholfen haben, die Leberreinigungsdiät zu einer kulinarischen Reise zu machen, sind Wendy Mawson (eine ausgezeichnete Köchin), Beverley Clarke, Beraterin in Fragen des Bodyshaping, meine Schwester Madeleine McRae, Florence Thomas und Kaye Tonkin –

sie alle sind der Meinung, dass Abwechslung das Leben lebenswert macht. Die Leberreinigungsdiät wird Ihnen also bestimmt nicht langweilig werden.

Was die Erfolgschancen der Leberreinigungsdiät erhöht, ist ihre Einfachheit. Sie müssen keine komplizierten Regeln zur Kombination bestimmter Nahrungsmittel im Kopf behalten oder jede Kalorie und jedes Gramm Fett zählen. Entspannen Sie sich einfach und halten Sie sich an die Menüs für den achtwöchigen Diätplan. Auch wenn Sie unterwegs sind, dieses Buch verlegt oder keine Zeit zum Kochen haben, ist es dennoch möglich, an der Leberreinigungsdiät festzuhalten. Befolgen Sie einfach die zwölf wichtigen, auf den Seiten 82 bis 100 erläuterten Grundregeln, bis Sie wieder Ihre Küche zur Verfügung haben.

Wenn Sie aus irgendwelchem Grund sündigen und sich 24 Stunden lang nur von Eiscreme und Schokolade ernähren oder zu viel Alkohol trinken, müssen Sie nicht verzweifeln! Machen Sie einfach weiter mit der Diät und verlängern Sie die acht Wochen um zwei Tage. Wahrscheinlich fragen Sie sich, warum zwei Tage, wenn Sie doch nur an einem Tag gesündigt haben. Meine Antwort lautet: Wenn Sie Ihre Leber während der Diät mit Fett, Zucker, bearbeiteten Nahrungsmitteln oder Alkohol überlasten, verursachen Sie dadurch eine größere Stoffwechselstörung als bei der »durchschnittlichen« Ernährungsweise, die für wohlhabende Gesellschaften typisch ist.

Der achtwöchige Ernährungsplan

Bei der Leberreinigungsdiät handelt es sich um einen achtwöchigen Ernährungsplan mit einer Vielfalt ausgewogener und nahrhafter Mahlzeiten. Sie müssen ihn acht Wochen lang befolgen, um Ihre Leber vollständig zu reinigen und zu verjüngen. Sie können die Diät jedoch ohne Weiteres verlängern, wenn Sie am Ende der acht Wochen feststellen, dass Sie noch weiter abnehmen oder die Belastung durch Giftstoffe verringern möchten. Bei Übergewichtigen beträgt der durchschnittliche Gewichtsverlust über einen Zeitraum von acht Wochen zehn Kilogramm; er kann aber auch viel höher sein. Wenn Sie nicht übergewichtig sind, werden Sie vielleicht gar kein Gewicht abnehmen, sehr wohl aber das in der Leber gespeicherte überschüssige Fett abbauen. Ich habe festgestellt, dass ein gutes Lebertonikum (Näheres dazu ab Seite 114) das Abnehmen durch die Verbesserung der Leberfunktion erleichtert. Manche Menschen kehren immer wieder zur Leberreinigungsdiät zurück. Sie halten so nicht nur ein gesundes Körpergewicht, sondern fühlen sich insgesamt körperlich fitter und besser. Die Leberreinigungsdiät kann gefahrlos unbegrenzt weitergeführt werden, besonders dann, wenn Sie unter einer Leberkrankheit leiden oder Probleme mit dem Immunsystem haben. Die Diät enthält viele Rezepte und Vorschläge zur gesunden Ernährung, sodass Sie die Menüs leicht variieren können.

Der zeitlich gegliederte Ablauf gewährleistet optimalen Erfolg

Die beiden ersten Wochen der Leberreinigungsdiät sind gemäßigt und nicht so streng, weil die Leber möglicherweise durch viele Gifte und Fettsubstanzen belastet ist, die nicht zu schnell in den Blutkreislauf abgegeben werden sollten, da dies eine unangenehme Reaktion des Körpers auslösen könnte.

Die mittleren vier Wochen der Leberreinigungsdiät werden Sie mehr fordern, da Sie und Ihre Leber sich nun an eine fettarme Ernährung gewöhnt haben, sodass Sie sich energiegeladener fühlen. Es gibt jetzt mehr vegetarische Kost, Huhn oder Eigelb sind nicht erlaubt. Halten Sie diese vier Wochen unbedingt durch, sie sind wichtig, um eine echte Reinigung der Leber zu erreichen, einen trägen Stoffwechsel anzuregen und den Gewichtsverlust zu beschleunigen. Wenn Sie sich müde fühlen oder hin und wieder unter Kopfschmerzen leiden, trinken Sie bitte mehr Wasser, um angesammelte Gifte aus Ihrem Körper zu spülen. Die Einnahme eines Magnesiumpräparats bewirkt einen zusätzlichen Energieschub und beugt Kopfschmerzen vor.

Die letzten beiden Wochen der Leberreinigungsdiät sind weniger streng als die mittleren vier Wochen, aber sie sind schwieriger als die ersten beiden Wochen, weil zum Abschluss der Diät ein glatter Übergang zu einer abwechslungsreicheren Ernährungsweise stattfinden muss.

Ich möchte Ihnen nochmals empfehlen, an den zwölf Grundregeln für eine gesunde Leber, wie auf den Seiten 82 bis 100 beschrieben, festzuhalten, wenn Sie die acht Wochen abgeschlossen haben, da Sie sicherlich einen dynamischen Stoffwechsel aufrechterhalten wollen.

Frisches Obst und rohes Gemüse bringen den Stoffwechsel in Schwung

Während der Diät werden Sie viel rohes Obst und Gemüse essen, da die Leber genau diese Nahrungsmittel braucht. Rohe Nahrungsmittel wirken leberreinigend und etwa 40 Prozent Ihrer Nahrung werden aus rohem Gemüse und Obst bestehen. Speziell dunkelgrünes Blattgemüse und orangefarbene und rote Obst- und Gemüsesorten enthalten lebende Enzyme, natürliche Antibiotika, Chlorophyll, Karotinoide und Bioflavonoide, die Ihre Leber heilen und den Darm reinigen werden.

Rohes Obst und Gemüse regulieren das biochemische Säure-Basen-Verhältnis, was besonders wichtig für Menschen mit einer Neigung zu Entzündungen ist. Die meisten Menschen müssten mehr rohes Obst und Gemüse essen. Und genau dazu wird die Leberreinigungsdiät Sie anregen, denn die Salatrezepte sind einfach köstlich. Außerdem lernen Sie, wie Sie diese Nahrungsmittel appetitlich zubereiten können. Ich habe ganz ausgezeichnete Salatsoßen im Rezeptteil für Sie notiert, die Sie für immer zu einem Salatfan machen werden!

Nach Beendigung des achtwöchigen Diätplans rate ich Ihnen, sich weiterhin »leberbewusst« zu ernähren, indem Sie die Richtlinien und die zwölf wichtigen Grundregeln zur Leberreinigung befolgen, die ich auf den Seiten 82 bis 100 erläutert habe. Auf diese Weise halten Sie Ihr Gewicht unter Kontrolle und sorgen für viel Energie. Wenn Sie langsam wieder zunehmen, essen Sie wahrscheinlich zu viel Fett. In diesem Fall sollten Sie noch einmal acht Wochen lang die Leberreinigungsdiät durchführen.

Die Leberreinigungsdiät ist eine ausgezeichnete Ernährung, sowohl für Männer als auch für Frauen, und viele Männer, die gerne Alkohol trinken, stellen fest, dass sie ihnen hilft, die Leber in Form zu halten.

Bei ernsten oder chronischen gesundheitlichen Problemen wie Diabetes, Thrombosen oder Nierenerkrankungen sollten Sie die Leberreinigungsdiät nur unter Aufsicht Ihres Hausarztes durchführen. Die Diät wurde nicht für schwangere oder stillende Frauen entwickelt, die besondere Ernährungsbedürfnisse haben; auch sie sollten sich an den Rat ihres Arztes halten.

Eiweißquellen für die Leberreinigungsdiät sind Hülsenfrüchte, Getreide, Samen und Körner in verschiedenen Kombinationen, Fisch und Meeresfrüchte sowie Hühnchen und Eier aus Freilandhaltung. Während der Leberreinigungsdiät sollten keine anderen Fleischsorten oder Molkereiprodukte gegessen werden.

Die Leberreinigungsdiät enthält keine roten Fleischsorten, Schweinefleisch oder Geflügel (abgesehen von etwas Hühnerfleisch). Ich halte diese Nahrungsmittel aber nicht für ungesund, wenn sie in Maßen gegessen werden (etwa drei- bis viermal pro Woche). Wenn Sie diese Fleischsorten essen, sollten Sie darauf achten, dass sie fettarm sind, alles Fett abschneiden und sie nicht in Fett zubereiten.

So sehen die einzelnen Mahlzeiten aus

Das Frühstück ist im Allgemeinen leicht und Optionen sind rohes Obst und Getreideprodukte mit ungesüßter Soja-, Reis- oder Mandelmilch. Für diejenigen, die gern frühstücken oder morgens körperlich sehr aktiv sind, waren wir kreativ und haben delikate Getränke aus püriertem Obst, Pfannkuchen, schmackhafte Toasties, Burger aus Sojabohnen und selbst gemachte Muffins zusammengestellt.

Wenn Sie leberkrank sind oder unter einem sehr trägen Stoffwechsel leiden, können Sie sich zum Frühstück auf rohes Obst und rohe Säfte beschränken, da diese Dinge am stärksten reinigen.

Sie haben also beim Frühstück eine große Auswahl, was besonders wichtig ist, wenn Sie tagsüber körperliche Arbeit leisten müssen. Menschen, die am Vormittag unter einem niedrigen Blutzuckerspiegel leiden, sollten sich für eins der kräftigeren Frühstückmenüs entscheiden, die sowohl Eiweiß als auch etwas rohes Obst enthalten. Durch das beim Frühstück verzehrte Eiweiß bleibt der Blutzuckerspiegel stabiler und Sie werden nicht so leicht hungrig.

Wenn Sie schneller abnehmen wollen oder wenn Sie viel abnehmen müssen (mehr als 20 Kilogramm), ist es wirkungsvoller, das Frühstück nur auf rohes Obst und Gemüsesäfte zu beschränken. Viele Menschen sind von der Leberreinigungsdiät begeistert, weil sie so viele Wahlmöglichkeiten haben und sich ein eigenes Diätprogramm zusammenstellen können, das ihren persönlichen Ansprüchen gerecht wird.

Die Rezepte für Mittag- und Abendessen sind austauschbar. Sie können ein Abendessen auswählen, wenn Ihnen nach einem großen Mittagessen ist, und dann abends stattdessen das leichtere Mittagessen zu sich nehmen. Wenn Sie eine kräftige Mahlzeit wünschen, sollten Sie eine Suppe und ein Hauptgericht oder ein Hauptgericht, gefolgt von einer Nachspeise, zu sich nehmen.

Während der Leberreinigungsdiät sollten Sie nie mehr als zwei Gänge bei einer Mahlzeit essen, da ein Zuviel an Nahrung oder eine schlechte Kombination der Nahrungsmittel Leber und Darm stark belasten.

Es stehen viele schmackhafte Hauptgerichte und Suppen zur Auswahl. Denken Sie daran, dass die erste der zwölf Grundregeln zur Verbesserung der Leberfunktion lautet, auf seinen Körper zu hören (siehe Seite 82 ff.). Wenn Sie mittags oder abends einmal gar keinen Hunger haben, essen Sie einfach einen Salat oder eine unserer köstlichen leberreinigenden Suppen oder trinken Sie einen Saft. Ihre Leber arbeitet möglicherweise schwer, um all die angesammelten Fette und Gifte zu eliminieren, die sich durch jahrelange schlechte Ernährung angesammelt haben. Diese wichtige Arbeit sollten Sie nicht unterbrechen. Es tut Ihnen gut, Mahlzeiten auszulassen, wenn Sie nicht hungrig sind. Das Fasten wird im Übrigen bekanntlich seit undenklichen Zeiten zur Verjüngung eingesetzt. Desserts und Süßspeisen sind in der Leberreinigungsdiät ebenfalls enthalten, da manche Menschen nach der abendlichen Mahlzeit einfach etwas Süßes brauchen. Die Diät enthält einige Obstsalate und auch einige sehr exotische Genüsse. Allerdings enthalten diese Süßspeisen nichts, was den Prozess der Leberreinigung unterbrechen würde.

Wenn Sie sich nach dem Hauptgericht voll fühlen, sollten

Sie nur ein Stück rohes Obst essen oder auf den Nachtisch ganz verzichten. Achten Sie auf Ihre echten Hungergefühle, statt nur aus Gewohnheit zu essen.

Zwischenmahlzeiten sind nur gestattet, wenn Sie hungrig werden. Während der Leberreinigungsdiät dürfen Sie täglich maximal drei Mahlzeiten essen und zwischendurch kleine Snacks zu sich nehmen. Ich rate Ihnen allerdings, nicht mehr als zwei oder drei sehr kleine Zwischenmahlzeiten pro Tag zu essen, vor allem dann, wenn Sie versuchen abzunehmen.

Zwischenmahlzeiten können aus einer rohen Möhre und Stangensellerie, einer Orange, einem Apfel oder einer Handvoll roher Nüsse oder Samen bestehen. Oder alternativ aus einer Reiswaffel oder einem Knäckebrot mit Avocado oder Hummus. Wenn Sie abnehmen möchten, könnten Sie vielleicht anstelle einer Zwischenmahlzeit einfach eine Tasse Tee oder Kaffee oder einen Saft aus rohem Obst oder Gemüse trinken. Probieren Sie einmal Möhre, Sellerie, Rote Bete, Apfel, Spinat und frischen Ingwer in verschiedenen Kombinationen. Säfte aus rohen Zutaten sind während der Leberreinigungsdiät großartige Zwischenmahlzeiten. Wenn Sie einen empfindlichen Magen haben oder Ihre Flüssigkeitsaufnahme steigern wollen, verdünnen Sie die Säfte mit stillem Mineralwasser und/oder Eiswürfeln.

Denken Sie daran, dass bestimmte Zwischenmahlzeiten nicht leberreinigend sind und daher vermieden werden sollten. Dazu zählen: alle Molkereiprodukte (z. B. Kuhmilch, Butter, Käse, Sahne, Joghurt, Eiscreme), Chips, Pommes frites, Salzbrezeln, Cracker, gesalzene oder geröstete Nüsse, haltbar gemachtes Fleisch, süße Plätzchen und Kuchen, Lutscher, Bonbons und alles, was mit Chemikalien, Salz und beschädigten Fetten belastet ist. Diese Dinge sind Gift für die Leber.

Der Grundmenüplan

Die acht Wochen der Leberreinigungsdiät sind wie beschrieben in drei Abschnitte gegliedert. Es stehen viele verschiedene Rezepte für Frühstück, Mittagessen und Abendessen zur Auswahl.

Sie können also nach eigenen Vorstellungen Ihre Ernährung zusammenstellen und Abwechslung in den Menüplan bringen.

Teil eins – die ersten zwei Wochen:
Rezepte auf den Seiten 148 bis 154

Teil zwei – die mittleren vier Wochen:
Rezepte auf den Seiten 154 bis 162

Teil drei – die letzten zwei Wochen:
Rezepte auf den Seiten 162 bis 168

Sie müssen nicht alle Rezepte ausprobieren. Wenn Ihnen bestimmte Gerichte nicht zusagen, lassen Sie sie einfach aus. Wenn Ihnen Rezepte besonders gut gefallen oder wenn Sie sich nach einer bestimmten Mahlzeit besonders wohlfühlen, können Sie diese Gerichte innerhalb desselben Teils der Diät gern wiederholen. Es ist sehr wichtig, dass Sie sich immer an die jeweiligen Rezepte des Teils halten, in dem Sie sich im Rahmen der Diät gerade befinden. Sie dürfen also nicht Rezepte aus Teil eins (die ersten beiden Wochen) essen, wenn Sie bei Teil zwei (die mittleren vier Wochen) sind, da dadurch der Leberreinigungsprozess verlangsamt würde.

Menüpläne für die Leberreinigungsdiät

Teil eins – die ersten zwei Wochen

Vorschläge fürs Frühstück

Nach dem Aufstehen trinken Sie als Erstes ein bis zwei Glas stilles Mineralwasser mit dem Saft einer frischen Zitrone oder Limone. Nach Wunsch nehmen Sie ein Glas Saft aus rohem Gemüse (Möhre, Sellerie und Petersilie) zu sich. Sie müssen nicht täglich Saft trinken, aber Saft an drei bis vier Tagen wäre gut. Wenn Sie nicht hungrig sind, trinken Sie nur Saft.

1. Frischer Salat aus Obst der Saison. Sie können drei bis vier Esslöffel LSM (siehe Seite 240), Hanf- oder Chiasamen dazugeben, um zusätzliches Eiweiß und Ballaststoffe zu erhalten. Sie können den Obstsalat auch mit vier bis fünf Esslöffeln Obst-Nuss-Creme verfeinern.
2. Zwei Vollkornpfannkuchen, die mit frischem Obst belegt oder mit Zitronensaft, mit einem Teelöffel Honig, gehackten Nüssen und etwas LSM verfeinert werden können.
3. Der Shake für Eilige ist ein schnelles, leichtverdauliches Frühstück.
4. Getreideprodukte wie ungesüßtes oder selbst gemischtes Müsli, Weetabix, Special K, Haferflocken oder Haferbrei. Nehmen Sie etwa 40 bis 50 Gramm Getreide mit Soja-, Mandel- oder Reisdrink. Sie können frische Banane, Apfel

oder Aprikosen und drei bis vier Esslöffel LSM als zusätzliche Proteinquelle dazugeben.

5. Toast – zwei Scheiben Vollkorn-, Buchweizen- oder Roggenbrot aus Sauerteig, Saatenbrot oder ein anderes Brot hoher Qualität. Bei Insulinresistenz sollten Sie alle Brote aus Getreidemehl meiden und stattdessen auf Saatenbrot zurückgreifen. Sie können es mit einem süßen Aufstrich wie Sesampaste, Honig oder LSM oder Banane, Honig und LSM oder mit selbst gemachtem Aprikosengelee essen. Probieren Sie zur Abwechslung den Ananas-Ingwer-Aufstrich oder zerdrückte Banane mit Blaubeeren und Zitronensaft oder in Scheiben geschnittene Banane mit Kiwi, die Sie mit LSM bestreuen. Bitte essen Sie keine Marmeladen und Fertigprodukte. Wenn Sie ein pikantes Frühstück bevorzugen, essen Sie gekochte, pochierte oder Curryeier zu Toast, gegrillte Tomaten, Sardinen, Lachs, Thunfisch oder frisch zubereitete Champignons. In Scheiben geschnittene frische Avocado mit einem Spritzer Zitronen- oder Limonensaft, fein gehackten Frühlingszwiebeln und schwarzem Pfeffer ist ebenfalls ein wohlschmeckender Brotbelag. Der leckere Tofu-Lachs-Aufstrich schmeckt ebenfalls gut auf Toast.
6. Muffins – mit Bananen, Walnüssen oder Äpfeln. Essen Sie ein bis zwei Stück frisches Obst zu ein bis zwei Muffins.
7. Eine Schüssel gekochter brauner Reis (etwas 75 Gramm) mit Chiasamen und drei Esslöffeln LSM. Geben Sie Sojadrink und frisches Obst dazu.
8. Toasts mit pikanter Füllung sind das richtige Frühstück im Winter. Als Beilage können Sie einen Salat aus rohem Gemüse (Kopfsalat, Kirschtomaten und Möhren) essen.

9. Sojabohnenburger mit einem Salat aus Schlangengurke, Frühlingszwiebeln, Kirschtomaten und Apfelscheiben als Beilage.
10. Gerührter Tofu mit einem Salat aus Kirschtomaten, Möhrenstiften und Apfelscheiben als Beilage.

Vorschläge fürs Mittagessen

1. Sandwiches aus Vollkornbrot, Roggenbrot (aus Sauerteig), Brot aus steingemahlenem Mehl, Maisbrot, Walnussbrot oder getreidefreiem Brot aus Nüssen und Saaten. Als Aufstrich können Sie Avocado, Sesampaste oder Hummus verwenden. Verzichten Sie auf Butter und Margarine.
2. Als Sandwichfüllung nehmen Sie fein gehackte, rohe Möhren, rohe Rote Bete und rohen Kürbis. Sie können Fisch aus Dosen, z. B. Sardinen, Thunfisch und roten oder rosa Lachs verwenden. Eine andere gesunde und wohlschmeckende Sandwichfüllung ist Tofu-Lachs-Aufstrich. Weitere Vorschläge für Füllungen sind Tofu mit geriebener Möhre, Roter Bete und Rosinen; Thunfisch mit geriebener Möhre, Kopfsalat und roten Zwiebelringen; in Streifen geschnittenes Hühnchenfleisch und Tomaten, Zwiebeln, Kopfsalat und gehackte frische Minze; in Scheiben geschnittene, hart gekochte Eier aus Freilandhaltung mit Salat und Schlangengurke; in Scheiben geschnittene Avocado mit gedämpftem Brokkoli und einem Spritzer Balsamessig oder salzarmer Sojasoße; Sesampaste, geriebene Möhre und getrocknete Aprikosen.
3. Zum Würzen der Sandwiches verwenden Sie frisch gemahlenen schwarzen Pfeffer oder Zitronenpfeffer, gehackten Koriander, Schnittlauch oder Frühlingszwiebeln.

4. Salat aus Avocado, Orangen und Pilzen. Sie können dazu eine Scheibe Brot und ein hart gekochtes Ei aus Freilandhaltung oder eine kleine Dose Thunfisch essen.
5. Pikanter Salat aus Meeresfrüchten mit einem Salat aus geriebener Möhre, Roter Bete, Kirschtomaten und Schlangengurke als Beilage.
6. Thunfisch-Nudel-Salat.
7. Salat aus Apfel, Möhre und Roter Bete mit einem Hühnerbrustfilet oder einem Hühnchenunterschenkel.
8. Salat aus Melone und Hühnerbrust.
9. Kartoffel-Porree-Suppe, dazu eine Scheibe Toast, die mit zerdrückter Avocado bestrichen und mit LSM bestreut wird; als Beilage ein Salat aus Sellerie, Tomaten und Apfelscheiben.
10. Kürbissuppe und eine Scheibe Toast, die Sie mit Sesampaste bestreichen; gehackten Koriander, Schnittlauch und Petersilie darüberstreuen.
11. Hühnersuppe à la Madeleine mit einem Salat aus Kopfsalat, Sellerie, Frühlingszwiebeln, Paprika und Möhrenscheiben oder geriebenen Möhren als Beilage.
12. Porree-Linsen-Suppe auf Florentiner Art mit einer Scheibe Toast, die mit Hummus (Seite 242) bestrichen und mit geriebener roher Möhre, Roter Bete und Tomatenscheiben belegt wird. Würzen Sie mit frisch gemahlenem schwarzem Pfeffer, Meersalz und Schnittlauch.
13. Gemischter Bohnensalat mit einem Salat aus geriebener Möhre und Roter Bete, Kirschtomaten, Paprika und Kopfsalat, der mit LSM bestreut wird, als Beilage.
14. Pita-Pizza mit einem Salat aus Kopfsalat, geriebener roher

Möhre und Roter Bete, Paprika und Schlangengurke als Beilage.

15. Toller Thunfisch, Tomaten und Nudeln mit einem Salat aus Kopfsalat, geriebener roher Möhre und Roter Bete, Paprika und Schlangengurke als Beilage.
16. Pikante Crêpes mit einem Salat aus Petersilie, Kirschtomaten, Möhrenstiften, Kopfsalat und Paprika.
17. Möhren-Sonnenblumenkern-Surprise.
18. Zucchini-Kräuter-Omelett mit einem Salat aus Petersilie, roter Zwiebel, Kirschtomaten, Möhrenstiften, Kopfsalat und Paprika als Beilage.
19. Wildreis und Spinatcreme mit einem Salat aus Kopfsalat, geriebener Roter Bete, Tomaten, Frühlingszwiebeln und Schlangengurke als Beilage.
20. Dolmades (gefüllte Weinblätter) mit einem Salat aus Petersilie, roter Zwiebel, Kirschtomaten, Möhrenstiften, Kopfsalat und Paprika als Beilage.
21. Spaghetti mit Chili-Tomaten-Soße mit einem Salat aus geriebener roher Roter Bete, Möhre und Zucchini, Petersilie und Frühlingszwiebeln.
22. Rote Linsen mit Artischocken, die mit LSM bestreut werden, und einem Salat aus geriebener roher Roter Bete, Möhre und Zucchini, Petersilie und Frühlingszwiebeln.
23. Sie können einen unserer leckeren Salate mit einer der Salatsoßen essen. Dazu gibt es eine Scheibe Toast oder zwei Scheiben Knäckebrot oder zwei Reiswaffeln.

Vorschläge fürs Abendessen

Abends sollten Sie nicht mehr als zwei Gänge essen (wenn Sie also eine Suppe vor dem Hauptgericht servieren, dürfen Sie keinen Nachtisch essen, da drei Gänge die Leber überlasten und Verdauung und Stoffwechsel verlangsamen).

Essen Sie immer einen Salat aus rohem Gemüse zum Hauptgericht, da dies die Verdauung fördert. Machen Sie den Salat eventuell mit einer leichten Salatsoße an. Wenn Sie ein schwaches Verdauungssystem haben, nippen Sie beim Essen langsam an einem Glas Wasser, in das Sie einen bis zwei Esslöffel Apfelessig gerührt haben.

Wenn Sie abends nicht besonders hungrig sind, lassen Sie das Hauptgericht ganz weg und essen einfach eine Suppe oder einen unserer wunderbaren Salate.

Für Gerichte mit Hühnerfleisch verwenden Sie immer Fleisch von Tieren aus Freilandhaltung.

1. Gemüseratatouille mit einer Schale braunem Reis, der mit LSM bestreut wurde.
2. Gedämpfter Fisch mit Ingwer und Frühlingszwiebeln.
3. Gefüllte Paprikaschote.
4. Hühnchen-Paradiso à la Kaye Bell.
5. Gebratener Reis mit Ei und Gemüse.
6. Bamigoreng für die Fans der indonesischen Küche.
7. Mit Wildreis gefüllte Tomaten und zwei Backkartoffeln.
8. Gedämpfte Fischfilets mit Kräutern.
9. Ragout aus Wildpilzen und Esskastanien.
10. Pikante Hühnchenspieße.
11. Zucchini-Kräuter-Omelett.
12. Gemüseeintopf.

13. Huhn mit Mandeln.
14. Mit gebackenen Bohnen gefüllte Kartoffeln.
15. Gebackener Kürbis mit Sesamsamen und gegrilltem Fisch.
16. Hühnchen Chow Mein.
17. Spaghetti mit Chili-Tomaten-Soße.
18. Fisch-Gemüse-Burger.
19. Scharfes Gemüsecurry.
20. Einfacher Hühnchen-Porree-Eintopf.
21. Bohnen mit Champignons.
22. Gebratener Reis mit Garnelen.
23. Goldener Eintopf.
24. Pikante Hühnersoße mit Nudeln.
25. Ratatouillespieße.
26. Gegrillter Fisch mit Fenchel.
27. Ganzer Fisch auf chinesische Art.
28. Lachspastete.
29. Wildreis und Spinatcreme.

Teil zwei – die mittleren vier Wochen

Vorschläge fürs Frühstück

Nach dem Aufstehen trinken Sie als Erstes ein bis zwei Glas stilles Mineralwasser mit dem frisch gepressten Saft einer Zitrone oder Limone. Sie können ein Glas Saft aus rohem Gemüse (Möhre, Sellerie und Petersilie) zu sich nehmen. Sie müssen nicht täglich Saft trinken, aber Saft an drei bis vier Tagen wäre gut. Wenn Sie nicht hungrig sind, trinken Sie nur Saft.

1. Frischer Obstsalat aus Obst der Saison. Sie können drei bis vier Esslöffel LSM dazugeben, um zusätzliches Eiweiß

und Ballaststoffe zu erhalten. Der Obstsalat kann auch mit vier bis fünf Esslöffeln Obst-Nuss-Creme (Seite 241) verfeinert werden.

2. Roher Gemüse- und/oder Obstsaft, der mit einem Entsafter hergestellt wurde. Gute Kombinationen sind Möhre, Rote Bete, Sellerie, Apfel, Birne, Orange und Ingwer. Probieren Sie diese Zutaten ruhig einmal in verschiedenen Kombinationen aus. Sie können sie auch mit Wasser oder Eiswürfeln verdünnen.
3. Zwei bis drei Scheiben Vollkorn-, Buchweizen- oder Roggenbrot (aus Sauerteig) oder ein anderes Brot aus dem Reformhaus. Sie können es mit einem süßen Aufstrich wie Sesampaste, Honig oder LSM oder Banane, Honig und LSM, mit selbst gemachtem Aprikosengelee oder Ananas-Ingwer-Aufstrich essen. Geben Sie zur Abwechslung zerdrückte Banane mit Blaubeeren und Zitronensaft oder in Scheiben geschnittene Banane mit Kiwi, die mit LSM bestreut wurde, dazu. Bitte essen Sie keine Marmeladen und Fertigprodukte.
   Wenn Sie ein pikantes Frühstück bevorzugen, essen Sie gegrillte Tomaten, Sardinen, Lachs, Thunfisch oder frisch zubereitete Champignons. Auch in Scheiben geschnittene frische Avocado mit einem Spritzer Zitronen- oder Limonensaft, fein gehackten Frühlingszwiebeln und schwarzem Pfeffer ist ein wohlschmeckender Brotbelag. Der leckere Tofu-Lachs-Aufstrich schmeckt ebenfalls gut auf Toast. Denken Sie daran, dass Eigelb in diesen vier Wochen vermieden werden sollte.
4. Eine Schüssel gekochter brauner Reis (etwa 75 Gramm)

mit frischen Weizenkeimen oder drei Esslöffeln LSM. Geben Sie Sojadrink und frisches Obst, beispielsweise Bananen und Erdbeeren oder Rosinen, Backpflaumen oder getrocknete Aprikosen dazu. Zur Abwechslung können Sie auch unsere köstliche Obst-Nuss-Creme dazu essen.

5. Getreideprodukte wie ungesüßtes oder selbst gemischtes Müsli, Weetabix, Special K, Haferflocken oder Haferbrei. Nehmen Sie etwa 40 bis 50 Gramm Getreide mit Soja-, Mandel- oder Reisdrink. Sie können drei bis vier Esslöffeln LSM als zusätzliche Proteinquelle und frische Banane, Apfel oder Aprikosen dazugeben.
6. Leichter Obstshake. Geben Sie einige ungesüßte Birnen, Aprikosen oder Pfirsiche aus der Dose mit 120 Milliliter Soja- oder Reisdrink, einem Esslöffel Lecithingranulat, zwei Esslöffel LSM und einem Teelöffel Weizenkleie in den Mixer. Mixen Sie das Ganze, bis eine glatte Flüssigkeit entsteht, und geben Sie eventuell Eiswürfel dazu.
7. Goldener Obstsalat aus Obst in Scheiben: Papaya, Melone, Pfirsich (Sie können auch ungesüßte Pfirsiche aus der Dose verwenden), Mango mit frisch gepresstem Orangensaft. Streuen Sie zwei Esslöffel LSM darüber.
8. Der Shake für Eilige ist ein schnelles, leichtes und leicht verdauliches Frühstück.
9. Der Nanastrawki-Shake ist ein energiespendendes und sättigendes flüssiges Frühstück.
10. Gesundheitsshake »Melonenzauber« ist ein sehr leichtes und erfrischendes flüssiges Frühstück.
11. Der Sommerpunsch ist sehr leicht und reinigend und ein großartiges Getränk für Leute, die auf ihr Gewicht achten.

12. Reiswaffel oder Knäckebrot mit Hummus, in Scheiben geschnittener Tomate, Petersilie und Avocadoaufstrich.
13. Obstsuppe ist eineleckere exotische gekühlte Suppe für einen heißen Sommermorgen. Leberbewussten Gästen wird sie zu einem Brunch schmecken. Servieren Sie als Beilage in Scheiben geschnittenes Obst.
14. Gerührter Tofu mit einem Salat aus Kirschtomaten, Möhrenstiften und Apfelscheiben als Beilage.

Vorschläge fürs Mittagessen

1. Wildreis und Spinatcreme mit einem Salat aus Kopfsalat, Tomaten und Schlangengurke als Beilage.
2. Rote Linsen mit Artischocken mit LSM bestreut und mit einem Salat aus geriebener roher Roter Bete, Möhre und Zucchini, Petersilie und Frühlingszwiebeln als Beilage.
3. Toller Thunfisch, Tomaten und Nudeln mit einem Salat aus Kopfsalat, geriebener roher Möhre und Roter Bete, Paprika und Schlangengurke als Beilage.
4. Porree-Linsen-Suppe auf Florentiner Art mit einer Scheibe Toast, die mit Hummus bestrichen und mit geriebener roher Möhre, Roter Bete und Zucchini belegt wird. Würzen Sie mit frisch gemahlenem schwarzem Pfeffer und Schnittlauch.
5. Sprossensalat mit einer unserer Salatsoßen und 100 bis 500 Gramm Lachs aus der Dose als Beilage.
6. Salat aus Bambussprossen, Möhren und Rosinen mit einer unserer Salatsoßen und Taboulé. Mit LSM bestreuen.
7. Salat aus Avocado, Mango und Limone mit köstlichem Mais-Reis-Salat.

8. Salat aus Krustentieren mit drei Selleriestangen.
9. Gemischter Bohnensalat mit einem Salat aus geriebener Möhre und Roter Bete, Kirschtomaten, Paprika und Kopfsalat, der mit LSM bestreut wird, als Beilage.
10. Kartoffel-Gemüse-Salat mit einem Knäckebrot oder einer Reiswaffel, die mit Hummus (Seite 242) bestrichen und mit gehacktem Schnittlauch oder Frühlingszwiebeln und LSM bestreut wird.
11. Salat aus Spargelstangen und Kopfsalat und eine Scheibe Vollkornbrot oder Roggenbrot aus Sauerteig mit Tofu-Lachs-Aufstrich.
12. Bunter Reissalat und grüner Salat.
13. Nudelsalat mit Avocado und Zucchini-Basilikum-Salat.
14. Salat aus Apfel, Möhre und Roter Bete mit einer Scheibe Toast, die mit Sardinen und Frühlingszwiebeln belegt wird.
15. Zuckererbsensalat mit Mamas Minestrone und einer Scheibe Toast.
16. Kartoffel-Porree-Suppe mit zwei Scheiben Toast oder vier Scheiben Knäckebrot, das mit Hummus bestrichen, mit geriebener roher Möhre und Roter Bete belegt und mit LSM bestreut wurde.
17. Suppe aus Prinzessbohnen mit einer kleinen Schüssel braunem Reis, ein Teelöffel natives Olivenöl extra (falls gewünscht), gehacktem Schnittlauch und getrockneten Tomaten. Mit frisch gemahlenem schwarzem Pfeffer würzen.
18. Sandwiches aus Vollkornbrot, Roggenbrot (aus Sauerteig), Brot aus steingemahlenem Mehl, Maisbrot, Kräuter- und Olivenbrot, Walnussbrot. Als Aufstrich können Sie Avocado, Sesampaste oder Hummus verwenden.

Als Sandwichfüllung verwenden Sie fein gehackte rohe Möhren, rohe Zucchini, rohe Rote Bete und rohen Kürbis. Sie können auch Fisch aus der Dose, beispielsweise Sardinen, Thunfisch oder Lachs, dazugeben. Eine weitere gesunde und wohlschmeckende Sandwichfüllung ist Tofu-Lachs-Aufstrich. Sie können auch folgende Füllungen probieren: Tofu mit geriebener Möhre und Rosinen; Thunfisch mit geriebener Möhre, Kopfsalat und roten Zwiebelringen; Tomaten, Zwiebeln, Kopfsalat und gehackte frische Minze; in Scheiben geschnittene Avocado mit gedämpftem Brokkoli und einem Spritzer Balsamessig oder salzarmer Sojasoße; Sesampaste, geriebene Möhre und getrocknete Aprikosen.

Zum Würzen der Sandwiches verwenden Sie frisch gemahlenen schwarzen Pfeffer oder Zitronenpfeffer, gehackten Koriander, Schnittlauch oder Frühlingszwiebeln.

19. Mit Wildreis gefüllte Tomaten mit einem Salat aus geriebenen rohen Möhren und Roter Bete, Sonnenblumenkernen, Schlangengurke, Petersilie und einer Salatsoße.
20. Nudelsuppe mit einem Knäckebrot oder einer Reiswaffel mit Sesampaste, Tomatenscheiben, Petersilie, in Scheiben geschnittener Schlangengurke und LSM.
21. Erbsensuppe und eine Scheibe Toast mit gebackenen Bohnen, Schnittlauch und Petersilie.
22. Champignonkraftbrühe mit zwei Reiswaffeln, belegt mit Thunfisch oder Lachs, Kopfsalat und Petersilie.
23. Nudelsalat mit Avocado und Krautsalat, mit LSM bestreut.
24. Thunfisch-Nudel-Salat.

25. Salat aus Kirschtomaten, Avocado und Grapefruit, gegrillter Fisch mit Fenchel.
26. Pikante Garnelen mit Brokkoli und einem Salat aus geriebener roher Möhre, Roter Bete und Petersilie.
27. Buchweizen und Gemüse, mit LSM bestreut. Dazu ein Salat aus Möhren- und Selleriestiften, Apfel und Walnüssen.
28. Champignons mit Walnüssen und Walnussöldressing und ein Salat aus frischem Gartengemüse mit Sonnenblumenkernen, dazu eine kleine Schale brauner Reis.
29. Taboulé mit einem Knäckebrot oder einer Reiswaffel mit Tofu-Lachs-Aufstrich (Seite 242).
30. Vollkornnudeln mit einer Auswahl an Gemüse, mit Knoblauch, Zwiebeln, salzarmer Sojasoße oder Tomatenmark, frisch gemahlenem schwarzem Pfeffer und Chili (falls gewünscht) im Wok unter Rühren braten. Mit LSM bestreuen.

Vorschläge fürs Abendessen

Sie können jeweils eine Suppe *oder* ein Dessert zu den folgenden Hauptgerichten auswählen. Abends sollten Sie nicht mehr als zwei Gänge essen. Wenn Sie also eine Suppe vor dem Hauptgericht servieren, dürfen Sie keinen Nachtisch essen, da drei Gänge die Leber überlasten und Verdauung und Stoffwechsel verlangsamen.

Essen Sie immer einen Salat aus rohem Gemüse zum Hauptgericht, da dies die Verdauung fördert. Machen Sie den Salat nach Wunsch mit einer leichten Salatsoße an. Wenn Sie ein schwaches Verdauungssystem haben, nippen Sie beim Essen langsam an einem kleinen Glas Wasser, in das Sie einen oder zwei Esslöffel Apfelessig gerührt haben. Wenn Sie abends nicht besonders hungrig sind, lassen Sie das Hauptgericht einfach ganz weg und essen Sie nur eine Suppe oder einen unserer köstlichen Salate. Für Gerichte mit Hühnerfleisch verwenden Sie immer Fleisch von Tieren aus Freilandhaltung.

In den mittleren vier Wochen sollten Sie kein Hühnerfleisch und kein Eigelb essen. Fisch und Meeresfrüchte sind jedoch erlaubt. Wenn in den Rezepten die Wahl zwischen Hühner- und Gemüsebrühe gegeben wird, verwenden Sie Gemüsebrühe.

1. Mit Wildreis gefüllte Tomaten.
2. Gedämpfte Fischfilets mit Kräutern.
3. Ragout aus Wildpilzen und Wasserkastanien.
4. Gemüseeintopf mit einer Schale braunem Reis, der mit LSM bestreut wurde.
5. Mit gebackenen Bohnen gefüllte Kartoffeln.
6. Gebackener Kürbis mit Sesamsamen und gegrillter Fisch nach Wahl.
7. Ganzer Fisch auf chinesische Art.
8. Sojabohnenburger.
9. Spaghetti mit Chili-Tomaten-Soße.
10. Fisch-Gemüse-Burger.
11. Scharfes Gemüsecurry.
12. Bohnen mit Champignons.
13. Gebratener Reis mit Garnelen.
14. Goldener Eintopf.
15. Pikante Garnelen mit Brokkoli.
16. Jakobsmuscheln mit zerstoßenen Sesamsamen.

17. Rote Linsen mit Artischocken mit einer kleinen Schale braunem Reis, der mit LSM bestreut wird.
18. Ratatouillespieße mit einer kleinen Schale braunem Reis, der mit LSM bestreut wird.
19. Pita-Pizza.
20. Gegrillte Lachskoteletts.
21. Gegrillter Fisch mit Fenchel.
22. Toller Thunfisch, Tomaten und Nudeln.
23. Gemüseratatouille.
24. Gedämpfter Fisch mit Ingwer und Frühlingszwiebeln.
25. Buchweizen und Gemüse.
26. Gemüse ohne Öl auf chinesische Art.
27. Gefüllte Paprikaschote.
28. Gemüse mit Sesampastensoße auf chinesische Art.
29. Wildreis und Spinatcreme.
30. Gemüsepaella.

Teil drei – die letzten zwei Wochen

Vorschläge fürs Frühstück

Nach dem Aufstehen trinken Sie als Erstes ein bis zwei Glas stilles Mineralwasser mit dem frisch gepressten Saft einer Zitrone oder Limone. Sie können ein Glas Saft aus rohem Gemüse (Möhre, Sellerie und Petersilie) zu sich nehmen. Sie müssen nicht täglich Saft trinken, aber Saft an drei bis vier Tagen wäre gut. Wenn Sie nicht hungrig sind, trinken Sie nur Saft.

1. Zwei bis drei Scheiben Vollkorn-, Buchweizen- oder Roggenbrot aus Sauerteig oder getreidefreies Brot. Sie können

es mit einem süßen Aufstrich wie Sesampaste, Honig und LSM oder Banane, Honig und LSM oder mit selbst gemachtem Aprikosengelee oder Ananas-Ingwer-Aufstrich essen. Probieren Sie auch einmal zerdrückte Banane mit Blaubeeren und Zitronensaft oder in Scheiben geschnittene Banane mit Kiwi, die mit LSM bestreut wird. Bitte essen Sie keine Marmeladen und Fertigprodukte. Wenn Sie einen pikanten Brotbelag bevorzugen, essen Sie Eier aus Freilandhaltung (gekocht, pochiert oder mit Curry gewürzt), gegrillte Tomaten, Sardinen, Lachs, Thunfisch oder frisch zubereitete Champignons. Auch in Scheiben geschnittene frische Avocado mit einem Spritzer Zitronen- oder Limonensaft, fein gehackten Frühlingszwiebeln und schwarzem Pfeffer ist ein wohlschmeckender Brotbelag. Der leckere Tofu-Lachs-Aufstrich schmeckt ebenfalls gut auf Toast. Getreideprodukte wie ungesüßtes oder selbst gemischtes Müsli, Weetabix, Special K, Haferflocken oder Haferbrei. Nehmen Sie etwa 40 bis 50 Gramm Getreide mit Soja-, Mandel- oder Reisdrink. Sie können LSM als zusätzliche Proteinquelle oder auch frische Banane, Apfel oder Aprikosen dazugeben.

2. Zwei Vollkornpfannkuchen, die mit frischem Obst belegt oder mit Zitronen- oder Orangensaft mit Honig, gehackten Nüssen und etwas LSM verfeinert werden können.
3. Bananen-Walnuss- oder Apfelmuffins. Essen Sie ein bis zwei Stück frisches Obst zu ein bis zwei Muffins.
4. Frischer Obstsalat aus Obst der Saison. Sie können drei Esslöffel LSM dazugeben, um zusätzliches Eiweiß und Bal-

laststoffe zu erhalten. Der Obstsalat kann auch mit zwei bis drei Esslöffeln Obst-Nuss-Creme verfeinert werden.

5. Goldener Obstsalat, mit zwei Esslöffeln LSM bestreut.
6. Der Shake für Eilige ist ein schnelles, leichtes und leicht verdauliches Frühstück.
7. Süßer Reis: eine Schale gekochter brauner Reis (etwa 75 Gramm) mit Weizenkeimen und zwei Esslöffeln LSM. Geben Sie Sojadrink und frisches Obst wie Bananen und Beeren dazu. Sie können das Gericht auch mit einem Esslöffel Obst-Nuss-Creme verfeinern.
8. Pikanter Reis: eine Schale gekochter brauner Reis mit Pilzsoße. Als Beilage können Sie einen Salat aus Paprika, Kirschtomaten, Möhrenstiften und Sellerie essen. Wenn Sie getrocknete Tomaten mögen, geben Sie zwei bis drei dazu.
9. Gerührter Tofu mit einem Salat aus Kirschtomaten, Möhrenstiften und Apfelscheiben als Beilage.

Vorschläge fürs Mittagessen

1. Gemischter Bohnensalat, mit LSM bestreut, und ein Salat aus frischem grünem Gemüse.
2. Sandwiches aus Vollkornbrot, Roggenbrot (aus Sauerteig), Brot aus steingemahlenem Mehl, Maisbrot oder getreidefreiem Brot. Als Aufstrich können Sie Avocado, Sesampaste oder Hummus verwenden. Verzichten Sie auf Butter und Margarine. Zur Füllung siehe auch Seite 249.
3. Kürbissuppe und eine Scheibe Toast, mit Sesampaste bestrichen und mit gehacktem Koriander, Schnittlauch und Petersilie bestreut.

4. Hühnersuppe à la Madeleine mit einem Salat aus Kopfsalat, Sellerie, Paprika und Möhrenscheiben als Beilage.
5. Salat aus Melone und Hühnerbrust.
6. Salat aus Avocado, Orange und Champignons mit einer kleinen Schale braunem Reis, der mit LSM bestreut wurde.
7. Spinatsalat mit Sesamsamen mit 100 bis 150 Gramm Thunfisch oder Lachs aus der Dose.
8. Warmer Salat aus Kirschtomaten und Zwiebeln mit einer Schale Kürbissuppe.
9. Salat aus grünen Bohnen mit Ingwer, mit einer kleinen Schale braunem Reis und einer Backkartoffel.
10. Sprossensalat mit Thunfisch oder Lachs.
11. Pikanter Salat aus Meeresfrüchten, eine Orange.
12. Taboulé mit gegrilltem Fisch nach Wahl oder einem halben Hühnerbrustfilet.
13. Bunter Reissalat mit einem frischen Gartensalat.
14. Blumenkohl- und Brokkoliröschen mit Kräuteressig, zwei hart gekochte Eier und eine Scheibe Toast.
15. Kartoffel-Porree-Suppe und zwei Scheiben Toast, die mit Hummus oder Sesampaste bestrichen und mit LSM bestreut wurden.
16. Mamas Minestrone und eine Scheibe Toast oder eine Reiswaffel, die mit Sesampaste oder Hummus bestrichen und mit LSM bestreut wurde.
17. Suppe aus weißen Bohnen, mit LSM bestreut und mit einem frischen Gartensalat serviert.
18. Selleriesuppe und ein Knäckebrot oder eine Reiswaffel, mit Lachs oder Thunfisch belegt oder einem halben Hühnerbrustfilet ohne Haut oder einem Hühnchenunterschenkel.

19. Spargelsuppe, eine kleine Schale brauner Reis, der mit LSM bestreut wird, oder zwei hart gekochte Eier und eine Scheibe Toast.
20. Pita-Pizza mit einem frischen Gartensalat und einem Dressing Ihrer Wahl.
21. Toller Thunfisch, Tomaten und Nudeln mit einem frischen Gartensalat und einem Dressing Ihrer Wahl.
22. Spaghetti mit Chili-Tomaten-Soße mit einem frischen Gartensalat und einem Dressing Ihrer Wahl.
23. Vollkornnudeln mit einer Auswahl an gemischtem Gemüse, das mit Knoblauch, Zwiebeln, salzarmer Sojasoße oder Tomatenmark, frisch gemahlenem schwarzem Pfeffer und Chili (falls gewünscht) im Wok gebraten wurde.
24. Einer der vielen verschiedenen Salate, angemacht mit einer Salatsoße Ihrer Wahl. Dazu eine Scheibe Toast oder zwei Scheiben Knäckebrot oder zwei Reiswaffeln.

Vorschläge fürs Abendessen

Abends sollten Sie nicht mehr als zwei Gänge essen. Wenn Sie also eine Suppe vor dem Hauptgericht servieren, dürfen Sie keinen Nachtisch essen, da drei Gänge die Leber überlasten und Verdauung und Stoffwechsel verlangsamen.

Essen Sie immer einen Salat aus rohem Gemüse zum Hauptgericht, da dies die Verdauung fördert. Machen Sie den Salat auf Wunsch mit einer leichten Salatsoße an. Wenn Sie ein schwaches Verdauungssystem haben, nippen Sie beim Essen langsam an einem kleinen Glas Wasser, in dem Sie zwei Esslöffel Apfelessig verrührt haben.

Wenn Sie abends nicht besonders hungrig sind, lassen Sie

das Hauptgericht einfach ganz weg und essen Sie nur eine Suppe oder einen unserer köstlichen Salate. Nehmen Sie für Gerichte mit Hühnerfleisch immer Fleisch von Tieren aus Freilandhaltung ohne Haut.

Sie können jeweils eine Suppe oder ein Dessert zu den folgenden Hauptgerichten auswählen.

1. Gemüsepaella.
2. Gedämpfte Fischfilets mit Kräutern.
3. Pikante Crêpes mit einem Salat aus Krustentieren.
4. Möhren-Sonnenblumenkern-Surprise mit gegrilltem Fisch nach Wahl oder einem halben Hühnerbrustfilet ohne Haut.
5. Gemüseeintopf und eine Schale brauner Reis, der mit LSM bestreut wird.
6. Zucchini-Kräuter-Omelett.
7. Pikante Hühnchenspieße.
8. Mit gebackenen Bohnen gefüllte Kartoffeln.
9. Gebackener Kürbis mit Sesamsamen und gegrilltem Fisch oder einem halben Hühnerbrustfilet ohne Haut oder einem Hühnchenunterschenkel.
10. Ganzer Fisch auf chinesische Art.
11. Hühnchen Chow Mein.
12. Vollkornnudeln mit einer Auswahl an gemischtem Gemüse, das mit Knoblauch, Zwiebeln, salzarmer Sojasoße oder Tomatenmark, frisch gemahlenem schwarzem Pfeffer und Chili (falls gewünscht) im Wok gebraten wurde.
13. Sojabohnenburger.
14. Fisch-Gemüse-Burger.
15. Scharfes Gemüsecurry.

16. Einfacher Hühnchen-Porree-Eintopf.
17. Bohnen mit Champignons und eine kleine Schale brauner Reis, der mit LSM bestreut wird.
18. Gebratener Reis mit Garnelen.
19. Goldener Eintopf und eine kleine Schale brauner Reis, der mit LSM bestreut wird.
20. Pikante Garnelen mit Brokkoli.
21. Maisbratlinge mit einem Gartensalat.
22. Pikante Hühnersoße mit Nudeln.
23. Jakobsmuscheln mit zerstoßenen Sesamsamen.
24. Rote Linsen mit Artischocken und eine Schale brauner Reis, der mit LSM bestreut wird.
25. Ratatouillespieße mit einem Salat und/oder gedämpftem Gemüse nach Wahl.
26. Gegrillte Lachskoteletts mit einem Salat und/oder gedämpftem Gemüse Ihrer Wahl.
27. Lachspastete mit einem Salat oder Gemüse.
28. Toller Thunfisch mit Tomaten und Nudeln mit einem Salat.
29. Huhn und Mandeln.
30. Gemüseratatouille.
31. Gedämpfter Fisch mit Ingwer und Frühlingszwiebeln.
32. Buchweizen und Gemüse.
33. Gemüse mit Sesampastensoße auf chinesische Art.
34. Gebratener Reis mit Ei und Gemüse.

Übersicht: Leckere Rezepte für die Leberreinigung

Dips und Cremes • Seite 175
Brühen und Soßen • Seite 179
Salatmarinaden • Seite 184
Salate • Seite 193
Suppen • Seite 218
Getränke und Shakes • Seite 238
Brotaufstriche und Spezialzubereitungen • Seite 240
Muffins • Seite 244
Getreideprodukte • Seite 248
Sandwichtoasts • Seite 249
Verschiedene kleine Gerichte • Seite 250
Eier • Seite 253
Hauptgerichte • Seite 254
Süßspeisen • Seite 296
Zusätze zur Energiesteigerung • Seite 311

Allgemeine Anmerkungen

Die Rezepte der Leberreinigungsdiät werden aus natürlichen Zutaten zubereitet und sind sehr fettarm. Außerdem enthalten sie keinerlei beschädigte und ungesunde Fette. Wenn Sie den Gewichtsverlust beschleunigen möchten, können Sie die in einigen Rezepten enthaltene Ölmenge reduzieren oder das Öl ganz weglassen und durch Gemüse- oder Hühnerbrühe ersetzen. Bei einer kleinen Anzahl Rezepte haben wir verschiedene Soßen und Gewürze wie Sojasoße, Austernsoße, Sambal Oelek, Chilipulver oder -soße und andere Dinge vorgeschlagen. Achten Sie darauf, dass diese Zutaten immer frei von Mononatriumglutamat (E 621) sind. Wenn Sie auf diese Soßen, Gewürze oder Würzmittel empfindlich oder allergisch reagieren, lassen Sie sie weg. Sollten Sie kein scharf gewürztes Essen mögen, können diese Zutaten durch Gemüsebrühe oder durch Kräuter und frische Naturwürzmittel eigener Wahl ersetzt werden. Kräuter haben leberreinigende und antientzündliche Eigenschaften und viele können die Blutzuckerkontrolle verbessern.

Ein Wort zu Nudeln, Brot und Mehl

Vollkornnudeln und -spaghetti sind sehr gesund. Wenn Sie an Insulinresistenz leiden, können Nudeln jedoch zu viele Kohlenhydrate liefern und die Gewichtsabnahme erschweren. Bei Insulinresistenz und Fettleber sollte man besser auf Nudeln aus Getreidealternativen zurückgreifen. Zu den Getreiden zählen Weizen, Roggen, Gerste, Hafer, Reis und Mais.

Vollkornnudeln werden aus Vollkornweizen, Dinkel, Kamut und braunem Reis hergestellt und haben weniger Kalorien und mehr Eiweiß als Nudeln aus veredeltem Mehl. Dinkel und Kamut sind alte Weizenformen, Buchweizen ist dagegen ein glutenfreies Knöterichgewächs.

Vollkornnudeln haben eine dunklere Farbe und sind nach fünf bis sieben Minuten *al dente* (bissfest) gekocht, also viel schneller als Nudeln aus veredeltem Mehl.

Zur Zubereitung der Nudeln bringen Sie in einem großen Topf für 500 Gramm Nudeln drei Liter Wasser zum Kochen. Geben Sie nun etwas Salz und dann die Nudeln dazu. Rühren Sie die Nudeln um, damit sie nicht verkleben. Garen sie die Nudeln in sprudelndem Wasser bissfest, dann abgießen, kurz abtropfen lassen und die Nudeln mit der Soße Ihrer Wahl reichen oder vermengen.

Nudeln sind sehr beliebt und leicht zuzubereiten. Sie schmecken gut zusammen mit Olivenöl, Knoblauch, Pilzen, Zucchini, Kartoffeln und dunkelgrünem Gemüse.

Brote und Mehle

Es gibt glutenfreie Brote aus Buchweizenmehl, Buchweizengrütze, Kichererbsenmehl, Buchweizensauerteig, Olivenöl und Meersalz. Einige enthalten nur Zutaten aus biologischem Anbau und sind frei von Konservierungsstoffen.

Andere glutenfreie Brote werden aus Maismehl, Reismehl, Tapiokamehl, Kichererbsenmehl, Sonnenblumenöl, Flohsamenschalen, Salz und Backpulver hergestellt. Halten Sie Ausschau nach Pitabrot aus biologischen Zutaten oder glutenfreiem Pitabrot.

Die Anbieter sind kreativ, es gibt auch Dinge wie Spinat-Kräuter-Wraps und Süßkartoffel-Wraps.

Wenn Sie Ihr Brot lieber selber backen, stehen Ihnen eine Reihe von glutenfreien und getreidefreien Backmischungen zur Auswahl. Eine solche Mischung enthält beispielsweise Bananenmehl und gemahlenen Leinsamen und eignet sich bestens zur Herstellung von Broten, Muffins, Kuchen oder Pfannkuchen.

Andere Marken bieten Pfannkuchen- und Waffelmischungen an, die kohlenhydratarm und getreidefrei sind und daher ganz »paleo«.

Einige Anmerkungen zu Gluten

Glutenfreie Getreide: Quinoa, Buchweizen, Amaranth, Mais, Reis, Wildreis, Teff, Hirse und Sorghum.

Glutenhaltige Getreide: Weizen, Roggen, Gerste, einige Formen von Hafer, Dinkel, Kamut und Triticale.

Auch Grieß und Couscous enthalten Gluten. Bulgur oder geschnittener Weizen ist ein Weizenprodukt, das man bei Glutenunverträglichkeit meiden sollte; er ist eine traditionelle Zutat für Taboulé.

Wenn Sie eine Glutenunverträglichkeit haben, können Sie stattdessen diese alternativen glutenfreien Mehle verwenden:

Mandelmehl, Kokosmehl, Buchweizenmehl, Teffmehl, Vollkornreismehl, Kichererbsenmehl, Mehl aus grünen Bananen, Tapiokamehl oder Hanfmehl.

Was Sie zu Pilzen wissen sollten

Pilze schmecken nicht nur ausgezeichnet, sondern sind auch gut fürs Immunsystem und ein natürliches Mittel gegen die Alterung. Chinesische Kräuterheilkundige setzen Pilze seit Jahrtausenden zu medizinischen Zwecken ein.

Für den Verzehr geeignete Pilze sind Wiesen- und Waldchampignons oder die exotischen Shiitake-, Maitake- und Reishipilze, die frisch und getrocknet in Delikatessenläden, Reformhäusern und asiatischen Läden erhältlich sind. Getrocknete Pilze werden vor dem Kochen eine Stunde lang in warmes Wasser gelegt. Pilze können roh in Salaten gegessen und zu vielen gekochten Gemüsegerichten gegeben werden. Sie schmecken gut zu Nudeln, wenn man sie mit Knoblauch und Olivenöl kurz brät. Wenn Sie etwa 170 bis 230 Gramm verschiedene Pilze pro Woche essen, ist dies gut für die Gesundheit. Vorsicht, wenn Sie allergisch gegen Pilze sind! Mehrere Rezepte der Leberreinigungsdiät enthalten Pilze.

Wenn in den Rezepten Apfelessig verwendet wird, sollten Sie auf die nicht alkoholische Variante zurückgreifen.

Ein Wort zu Sojaprodukten

Es gibt vereinzelt Bedenken gegen Sojaprodukte, ich meine jedoch, dass sie für die meisten Menschen Bestandteil einer gesunden Ernährung sein können. Kaufen Sie gentechnikfreie Sojabohnen und Sojadrink aus biologischem Anbau, denn Soja ist in vielen Fällen gentechnisch verändert und mit Pestiziden behandelt. Achten Sie unbedingt auf Sojadrinks ohne Zuckerzusatz. Am besten wechseln Sie ab zwischen Sojadrink und anderen pflanzlichen Milchalternativen wie ungesüßtem Mandeldrink, Reisdrink, Macadamianussdrink oder Quinoadrink, um nur einige zu nennen.

Dips und Cremes

Pilzcreme

Für 6 Personen

180 g Wildpilze oder Champignons in Scheiben
1 EL Knoblauch, fein geschnitten
2 EL Balsamessig
100 g Walnüsse
150 g Linsen
60 ml natives Olivenöl extra
1 TL frischer Thymian
1 TL frischer Salbei
1 TL frischer Oregano

Den Backofen auf 180 °C vorheizen. Pilze, Knoblauch und Essig in einer Schüssel vermengen und auf einem leicht geölten Backblech verteilen. 15 Minuten im Ofen backen und beiseitestellen. Die Walnüsse in einer trockenen Pfanne bei mittlerer Hitze fünf Minuten rösten und beiseitestellen. Die Linsen unter kaltem fließendem Wasser gut abspülen, in einen Topf mit einem halben Liter Wasser geben, abdecken und zum Kochen bringen. Fünf Minuten kochen, noch 20 Minuten köcheln lassen und abgießen. Die gebackene Pilzmischung, Walnüsse, Linsen, das Öl und die Kräuter in den Mixer oder die Küchenmaschine geben und pürieren. Die Creme in eine Schüssel geben und kühl stellen. Mit Reiswaffeln servieren.

Spinat-Kräuter-Dip

Ergibt 500 ml

500 g Spinat
1 Bund Petersilie
1 Bund Dill
250 ml Naturvollmilchjoghurt
2 EL Dijonsenf
1 EL Sesampaste
Schwarzer Pfeffer, frisch gemahlen
1 Prise Meersalz

Den gut abgespülten Spinat und die Petersilie in kochendes Wasser geben und ein bis zwei Minuten kochen, dann abgießen und nach dem Abkühlen ausdrücken. Das ausgedrückte Gemüse in den Mixer geben, Dill hinzufügen und fein hacken. Joghurt, Senf und Sesampaste dazugeben und weitermixen. Mit Salz und Pfeffer abschmecken und kühl stellen. Mit Crackern servieren.

Pikanter Dip aus gerösteten roten Paprikaschoten und sonnengetrockneten Tomaten

Ergibt 750 ml

10 sonnengetrocknete Tomatenhälften (nicht in Öl eingelegt)
2 geröstete rote Paprikaschoten (siehe unten)
2 Knoblauchzehen, gehackt
1 Chilischote (groß oder klein)
200 g Bohnen aus der Dose (Kidneybohnen oder ähnliche)
200 g weicher Tofu
1 TL Kreuzkümmel, gemahlen
1 TL getrockneter Oregano
60 ml natives Olivenöl extra
Schwarzer Pfeffer, frisch gemahlen
Meersalz

Die Tomaten in heißes Wasser legen, bis sie weich sind, dann ausdrücken, hacken und in den Mixer geben. Nach und nach die gerösteten Paprikaschoten, den Knoblauch, den Chili und die Bohnen dazugeben und fein hacken. Tofu, Kreuzkümmel und Oregano dazugeben und ebenfalls fein hacken. Langsam das Öl dazugeben, während der Mixer noch arbeitet, und mit schwarzem Pfeffer und eventuell mit einer Prise Meersalz würzen. Kühl stellen und mit Crackern servieren.

Paprikaschoten rösten:

Die Paprikaschoten bei 260 °C im Backofen 15 bis 20 Minuten lang backen. Aus dem Ofen nehmen und in Gefrierbeutel geben. In dem gut verschlossenen Beutel den Paprika in der eigenen Hitze

25 Minuten weitergaren lassen. Aus dem Beutel nehmen und die Haut abziehen. Die Kerne entfernen und den Paprika sofort verwenden oder im Kühlschrank in einem luftdichten Behälter aufbewahren (die Schoten sind mehrere Tage lang haltbar).

Brühen und Soßen

Salsa cruda – die Soße für Nudeln oder Reis

Für 4 Personen

6 mittelgroße Tomaten
2 TL Sesamsamen
1–2 Knoblauchzehen, fein gehackt
2 EL natives Olivenöl extra
2 EL frisches Basilikum, gehackt
1 EL Balsamessig
Schwarzer Pfeffer, frisch gemahlen
Meersalz

Die Zutaten mischen und fünf bis zehn Minuten im Wok oder in einer beschichteten Pfanne kurz braten.

Sie können Gemüse eigener Wahl wie Pilze, Zucchini in Scheiben, Paprika, Zwiebeln, fein gehacktes grünes Blattgemüse und gekochte, in dünne Scheiben geschnittene Kartoffeln dazugeben.

Einfache Tomatensoße – für Nudeln oder Reis

Für 2 Personen

2 Tomaten
1 EL salzarme Sojasoße
1/2 TL Sambal Oelek

Die Zutaten mit ein wenig Wasser garen. Eventuell frischen fein gehackten Knoblauch dazugeben.

Tomatensalsa für Nudeln und Reis

Für 2 Personen

2 Tomaten
1 kleine Zwiebel
1 Knoblauchzehe
6 frische Basilikumblätter
6 Zweige frische Petersilie
1 rote Paprikaschote
1/2 TL Sambal Oelek

Die frischen Zutaten fein hacken, Sambal Oelek untermischen und bei geringer Hitze garen.

Champignonsoße für Nudeln und Reis

Für 2 Personen

1 TL natives Olivenöl extra
6 Champignons
1 EL salzarme Sojasoße

Den Boden und die Seiten einer beschichteten Pfanne mit Öl einstreichen. Die Pilze in feine Scheiben schneiden, die Sojasoße und ein wenig Wasser dazugeben. Bei geringer Hitze garen lassen. Eventuell frischen fein gehackten Knoblauch dazugeben.

Soße aus Sesampaste

Für 4 Personen

4 EL Sesampaste
3 EL Zitronensaft
1 Knoblauchzehe, zerdrückt
1 Prise Meersalz
1 Prise Chilipulver
1 EL süße Chilisoße
5–6 EL stilles Mineralwasser
1 EL Joghurt aus Sojadrink

Sesampaste, Zitronensaft, Knoblauch, Salz, Chilipulver, Chilisoße gründlich mischen. Während die Mischung dicker wird, Wasser dazugeben und so lange schlagen, bis die Mischung leicht vom Löffel läuft. Zum Schluss den Joghurt darunterschlagen. Die Mischung sollte glatt sein und sich leicht gießen lassen.

Gemüsebrühe

2 Möhren
2 Zwiebeln
2 Stangen Porree,
6 große Stangen Sellerie und Sellerieblätter
1 weiße Rübe
1 gelbe Kohlrübe
1 Kartoffel
3 Zucchini

Das Gemüse hacken, in einen großen Topf mit drei Litern Wasser geben und zum Kochen bringen. Zwei Stunden köcheln lassen, dann durchseihen. Die Brühe im Kühlschrank aufbewahren oder einfrieren.

Sie können auch andere Gemüsesorten oder eine reine Gemüsebrühe aus dem Reformhaus verwenden.

Hühnerbrühe

1 Freilandhuhn ohne Haut
4 Stangen Sellerie
2 Zwiebeln, fein gehackt
2 Stangen Porree, fein gehackt
2 Möhren, gehackt
Schwarzer Pfeffer, frisch gemahlen
1 Prise Meersalz
2 Knoblauchzehen, gehackt
1 EL frischer Ingwer, gehackt

Alle Zutaten in einen großen Topf mit drei Litern Wasser geben, abdecken und zum Kochen bringen. Die Temperatur herunterschalten und zwei Stunden lang köcheln lassen. Über Nacht abkühlen lassen, dann das Fett an der Oberfläche abschöpfen. Die Brühe im Kühlschrank aufbewahren oder in kleinen Behältern einfrieren.

Für eine einfache Fischbrühe wird das Huhn durch einen ganzen Fisch Ihrer Wahl (Rotbarsch, Brasse, Weißfisch) ersetzt. Die Brühe muss durch ein Sieb passiert werden, um Fischstücke und Gräten zu entfernen, bevor sie im Kühlschrank aufbewahrt wird.

Sie können auch eine reine Hühnerbrühe aus dem Reformhaus verwenden, aber ich empfehle, die Brühe möglichst selbst herzustellen.

Salatmarinaden

Italienisches Dressing

2 EL italienischer oder französischer Weinessig
1 Knoblauchzehe, zerdrückt
1 Prise Meersalz
Schwarzer Pfeffer, frisch gemahlen
4 EL natives Olivenöl extra
2 EL frische Petersilie, fein gehackt

Essig, Knoblauch, Salz und Pfeffer vermengen, das Öl mit dem Schneebesen langsam unterschlagen, dann die Petersilie unterheben.

Vinaigrette

2 TL Senf (scharf, grobkörnig oder mild)
2 TL Estragon
2 Knoblauchzehen, zerdrückt
125 ml kalt gepresstes Sesamöl oder Olivenöl
1 EL Honig
Schwarzer Pfeffer, frisch gemahlen
Salz nach Geschmack
125 ml Essig (Apfel-, Balsam- oder Weißweinessig)

Alle Zutaten bis auf den Essig in eine Schüssel geben und gut vermischen. Dann nach und nach den Essig dazugeben und dabei nach Ihrem Belieben abschmecken.

Walnusssoße

2 TL Dijonsenf
1 Prise Meersalz
Schwarzer Pfeffer, frisch gemahlen
2 EL Essig (Apfel-, Balsam- oder Weißweinessig)
125 ml kalt gepresstes Walnussöl
1 EL kalt gepresstes Safloröl

Senf, Salz, Pfeffer und Essig in einer Schüssel mischen und langsam das Öl mit dem Schneebesen unterschlagen.

Dill-Limonen-Dressing

3 EL Limonensaft
2 EL italienisches Dressing ohne Öl
2 EL Dill, frisch gehackt

Alle Zutaten in ein Glas mit Schraubdeckel geben und das Glas gut schütteln.

Italienisches Dressing ohne Öl

250 ml ungesüßter Apfelsaft
60 ml Zitronensaft
1 TL Oregano
1/2 TL Thymian
125 ml Apfelessig
2 Knoblauchzehen, zerdrückt
1/2 TL Paprikapulver

Die Zutaten im Mixer mischen und die Mischung über Nacht in den Kühlschrank stellen.

Französisches Dressing ohne Öl

Saft von 1 Zitrone
60 ml Apfelessig
2 Knoblauchzehen, zerdrückt
1/2 TL Dill
125 ml stilles Mineralwasser
1/4 Salatgurke, sehr fein gehackt
1 TL schwarzer Pfeffer, frisch gemahlen
2 TL gehackte Petersilie

Die Zutaten im Mixer mischen und die Mischung über Nacht in den Kühlschrank stellen.

Avocado-Pfefferkorn-Dressing

1 große Avocado, geschält und entsteint
1 EL grüne Pfefferkörner aus dem Glas, abgetropft und zerdrückt
2 EL Orangensaft
1 TL Orangenschale, gerieben
2 EL natives Olivenöl extra

Alle Zutaten im Mixer pürieren.

Zitronen-Knoblauch-Dressing

250 ml Zitronensaft
2 Knoblauchzehen, zerdrückt
1/2 TL Senf

Alle Zutaten gut mischen.

Kräuterdressing

125 ml französisches Dressing ohne Öl
1 EL Schnittlauchröllchen
2 Knoblauchzehen, zerdrückt
1 EL frischer Dill, fein gehackt
1 EL frische Minze, fein gehackt
1 EL frischer Koriander, fein gehackt
1 EL frisches Basilikum, fein gehackt

Alle Zutaten im Mixer mischen.

Petersilien-Minze-Dressing

4 TL Zitronenschale, gerieben
6 EL natives Olivenöl extra
1/2 TL Paprikapulver
2 TL salzarme Sojasoße
3 EL stilles Mineralwasser
4 EL frische Minze, fein gehackt
4 EL frische Petersilie, fein gehackt
2 EL frischer Schnittlauch, fein gehackt

Alle Zutaten in ein Glas mit Schraubverschluss geben, das Glas gut schütteln und mehrere Stunden in den Kühlschrank stellen, damit sich der Geschmack richtig entfalten kann. Dieses Dressing schmeckt auch köstlich zu Nudelsalaten.

Mayonnaise ohne Ei

25 g Mandeln, gemahlen
1 TL Senfpulver
1 Prise Paprikapulver
2 EL Zitronensaft
2 EL Sojadrink
1 Prise Meersalz
1 TL schwarzer Pfeffer, frisch gemahlen
125 ml natives Olivenöl extra

Alle Zutaten bis auf das Öl in den Mixer geben und gut vermengen. Anschließend die Hälfte des Öls tropfenweise dazugeben. Das restliche Öl langsam dazugießen, bis sich eine cremige Mischung bildet. Diese ist nicht so dick wie Mayonnaise, die mit Eiern hergestellt wird.

Cremige Mayonnaise

2 große Eigelbe
2 TL Essig (Apfel-, Balsam- oder Reisessig)
2 TL Zitronensaft
1 Prise Paprika oder Cayennepfeffer
1 Prise Meersalz
185 ml natives Olivenöl extra

Alle Zutaten bis auf das Öl in den Mixer geben und gut vermengen. Während der Mixer noch arbeitet, die Hälfte des Öls tropfenweise dazugeben, bis die Mischung cremig wird. Das restliche Öl kann schneller in einem feinen Strahl zugegeben werden. Falls die Mischung gerinnt, einen Teelöffel sehr heißes oder eiskaltes Wasser dazugeben. Das Ganze sollte jetzt wieder eine cremige Konsistenz annehmen.

Avocadodressing

1 reife Avocado, geschält und entsteint
1 kleine Knoblauchzehe, zerdrückt
60 ml stilles Mineralwasser
2 TL natives Olivenöl extra
2 EL Mayonnaise ohne Ei (Seite 189) oder cremige Mayonnaise (Seite 189)
1 EL Honig
1 EL Dillsamen, frisch gemahlen
1 Prise Meersalz
Schwarzer Pfeffer, frisch gemahlen
2 EL frischer Zitronensaft

Die Avocado in große Würfel schneiden und mit den anderen Zutaten in den Mixer geben und pürieren.

Rote-Bete-Dressing

1 rohe Rote Bete, gewaschen, geschält und geraspelt
150 g Sonnenblumenkerne
250 ml stilles Mineralwasser
Saft von 2 Zitronen
2 EL Zitronenschale, gerieben
2 EL salzarme Sojasoße
1 Prise Cayennepfeffer
Schwarzer Pfeffer, frisch gemahlen
1 Prise Meersalz
1 Knoblauchzehe, zerdrückt
2 EL natives Olivenöl extra
2 EL frisches Basilikum, fein gehackt

Alle Zutaten bis auf das Basilikum in den Mixer geben und vermengen. Kurz vor dem Servieren das Basilikum unterheben.

Tomaten-Basilikum-Dressing

6 große reife Tomaten
50 g Mandeln
Saft von 1 Zitrone
1 Avocado, geschält und gehackt
4 Frühlingszwiebeln, in feinen Scheiben
1 Knoblauchzehe, zerdrückt
4 EL frisches Basilikum, fein gehackt
1 TL salzarme Sojasoße

Tomaten enthäuten und mit den restlichen Zutaten im Mixer vermengen. Mit Wasser verdünnen, um die gewünschte Konsistenz zu erhalten.

Kaye Bells schmackhafte Salatsoße

1 EL grobkörniger Senf
1 TL Honig
4 EL Balsamessig
Saft einer 1/2 Orange
1 rohes Ei
5 EL natives Olivenöl extra

Alle Zutaten bis auf das Öl in den Mixer geben und vermengen. Das Öl tropfenweise dazugeben und untermischen, bis die Soße eine cremige Konsistenz hat.

Salate

Was Sie über Sprossen wissen sollten

Wenn Sie gerne Salate mit Sprossen essen, lohnt sich die Anschaffung von Sprossenboxen oder -gläsern, in denen Sie frische Sprossen ziehen können. Die im Supermarkt angebotenen Sprossen sind nicht immer ganz frisch. Sie können Hülsenfrüchte und Samen Ihrer Wahl keimen lassen, etwa Mungobohnen, Sojabohnen, Luzerne etc. Ein absoluter Hit sind Brokkolisamen. Die violetten Brokkolisprossen sehen in Salaten und Beilagen sehr hübsch aus und schmecken herrlich. Brokkolisprossen sind auch sehr gut für die Leber, denn sie enthalten viel Sulforaphan, dessen großer gesundheitlicher Nutzen in mehr als 1000 von Experten begutachteten Arbeiten nachgewiesen wurde. Sulforaphan unterstützt die Entgiftung der Leber und verringert das Risiko für Leberkrebs.

Salat aus Avocado, Orangen und Champignons

2 EL Zitronensaft

1 große reife Avocado, geschält und in große Stücke geschnitten

3–4 große Orangen, geschält und in Spalten zerteilt

1 Kopf Eisbergsalat, fein gehackt

175 g Champignons, in dünnen Scheiben

Für die Marinade:
4 EL Orangensaft, frisch gepresst
2 EL Zitronenschale, fein gerieben
Schwarzer Pfeffer, frisch gemahlen
1 Prise Meersalz

Zitronensaft, Avocado und Orangenspalten in eine Schüssel geben und mit dem Salat und den marinierten Pilzen vermengen. Zum Marinieren der Pilze Orangensaft, Zitronenschale sowie Salz und Pfeffer in einer Schüssel vermengen, die Pilze dazugeben und mindestens eine Stunde ziehen lassen.

Salat aus Brunnenkresse und Avocado

Für 4 Personen

3 reife Avocados, geschält und gewürfelt
Saft von 1 Zitrone
60 g Champignons, in dünnen Scheiben
1 Bund Brunnenkresse
1 Zwiebel, fein gehackt
2 Knoblauchzehen, zerdrückt
3 EL Schnittlauchröllchen
3 EL Petersilie, gehackt
Schwarzer Pfeffer, frisch gemahlen
1 Prise Meersalz
2 EL natives Olivenöl extra

Die Avocadowürfel mit Zitronensaft beträufeln, damit sie nicht braun werden, während andere Zutaten vorbereitet werden.

Alle Zutaten in eine Schüssel geben, vermengen und mit einer Vinaigrette servieren.

Spinatsalat mit Sesamsamen

Für 4 Personen

500 g junger Spinat
3 EL Sesamsamen
2 EL natives Olivenöl extra
1 EL Zitronensaft
1 TL salzarme Sojasoße
1 Spritzer Tabasco oder Sambal Oelek
260 g Wasserkastanien aus der Dose, abgetropft und in Scheiben geschnitten
8 Champignons, in Scheiben geschnitten
2 EL LSM (Seite 240)

Die Stängel und Blattadern beim Spinat entfernen, den Spinat gründlich waschen und in einem sauberen Geschirrtuch trocknen. In dem Geschirrtuch in den Kühlschrank legen, damit er knackig bleibt. Den Sesamsamen in einer Pfanne bei mäßiger Hitze unter ständigem Schütteln rösten. Aus der Pfanne nehmen und abkühlen lassen. Öl, Zitronensaft, Sojasoße und Tabasco zu einem Dressing verrühren. Die zerzupften Spinatblätter in eine Salatschüssel geben und das Dressing darübergießen. Die Wasserkastanien und

Pilze auf die Blätter geben und mit gerösteten Sesamsamen und LSM bestreuen.

Tomaten-Basilikum-Salat

500 g feste reife Tomaten
Schale von 1 Zitrone, gerieben
Schwarzer Pfeffer, frisch gemahlen
1 EL Zitronensaft
2 EL natives Olivenöl extra
1 Prise Meersalz
1/2 TL Honig
6 Frühlingszwiebeln, in feinen Scheiben
6 EL frisches Basilikum, fein gehackt

Die Tomaten in dünne Scheiben schneiden und in einer flachen Schüssel anordnen. Mit geriebener Zitronenschale und Pfeffer bestreuen. Für das Dressing Zitronensaft mit Öl, Meersalz und Honig verschlagen. Die Frühlingszwiebeln und das Basilikum auf den Tomaten verteilen und mit dem Dressing beträufeln. Vor dem Servieren eine Stunde in den Kühlschrank stellen.

Warmer Salat aus Kirschtomaten und Zwiebeln

1–2 EL natives Olivenöl extra
2 EL Honig
1 EL frischer Oregano, fein gehackt
1 EL frischer Estragon, fein gehackt
1 Zwiebel, in Scheiben geschnitten
400 g Kirschtomaten
2 EL Vinaigrette
6 Frühlingszwiebeln, in Scheiben geschnitten
1 EL frisches Basilikum, fein geschnitten

Das Öl erhitzen, den Honig und die Kräuter unterrühren und die Zwiebelscheiben hinzufügen. Die Temperatur höher schalten und die Zwiebeln unter ständigem Rühren bräunen. Wenn die Zwiebeln Farbe angenommen haben, die Temperatur herunterschalten. Die Tomaten und Frühlingszwiebeln dazugeben. Etwa zwei Minuten vorsichtig rühren, damit die Tomaten ganz bleiben. Mit der Vinaigrette beträufeln, mit Basilikum bestreuen und warm servieren.

Salat aus grünen Bohnen mit Ingwer

1 Stück Ingwer (1 cm lang), fein gerieben
1 TL Bockshornkleesamen, gemahlen
500 g grüne Bohnen, schräg in Stücke geschnitten
2 EL frische Minze, fein gehackt
2 EL frischer Schnittlauch, fein gehackt
1 TL Olivenöl

Einen halben Liter Wasser in einen Topf geben, Ingwer und Bockshornkleesamen dazugeben und zwei bis drei Minuten kochen. Die Bohnen, die Minze und den Schnittlauch dazugeben und unterheben. Kochen, bis die Bohnen bissfest sind. Abgießen und in den Kühlschrank stellen. Vor dem Servieren mit dem Öl vermengen.

Avocadosalat mit Pekannüssen

1 Kopf rotblättriger Kopfsalat
3 Avocados, geschält und in Scheiben geschnitten
Saft von 1/2 Zitrone
3 EL Walnusssoße
6 EL Pekannüsse

Den Salat waschen, trocknen, zerpflücken und in eine Schüssel geben. Avocados, Zitronensaft und Soße dazugeben, die Nüsse unterheben und alles gut vermengen.

Sprossensalat

4 Stangen Sellerie, in Scheiben geschnitten
1 Gärtnergurke, entkernt und in Würfel geschnitten
10 Frühlingszwiebeln, in Scheiben geschnitten
12 Champignons, in dünne Scheiben geschnitten
1 Apfel, entkernt und in Stifte geschnitten
2 Tomaten, geschält, entkernt und gehackt
250 g gemischte Sprossen (z. B. Mungobohnen, Sojabohnen, Brokkoli und Luzerne)
6 EL Salatkräuter (z. B. Petersilie, Schnittlauch, Basilikum, Dill, Koriander usw.), fein gehackt
5 Salatblätter als Unterlage

Alle Zutaten mischen und mit einem unserer Salatdressings vermengen. Auf in Streifen geschnittenen Salatblättern servieren.

Salat aus Bambussprossen, Möhren und Rosinen

125 g Bambussprossen
125 g rohe Möhre, geraspelt
125 g Radieschen, fein geschnitten
125 g Frühlingszwiebeln, gewürfelt
60 g Rosinen
1 EL Orangenschale, fein gerieben

Alle Zutaten mischen und mit einer unserer Salatsoßen vermengen.

Orientalischer Salat

Für 6 Personen

125 g Zuckererbsen, geputzt
1/2 Chinakohl, in feine Streifen geschnitten
4 EL Mungobohnen
250 g Bohnensprossen
440 g kleine Maiskolben aus der Dose, abgetropft
125 g frische Champignons, in dünne Scheiben geschnitten
10 Frühlingszwiebeln, in feine längliche Streifen geschnitten
1/2 rote Paprikaschote, in feine längliche Streifen geschnitten

Die Zuckererbsen zwei Minuten lang dämpfen und etwa 30 Sekunden in kaltem Wasser abschrecken. Abtropfen lassen und mit den übrigen Zutaten und dem folgenden Spezialdressing vermengen.

Spezialdressing

2 EL natives Olivenöl extra
1 EL Essig (Weißwein-, Balsam- oder Apfelessig)
Saft von 1 Zitrone
1 EL salzarme Sojasoße
1 Knoblauchzehe, zerdrückt
1 EL Mandelstifte
2 EL Sesamsamen, geröstet

Alle Zutaten mischen und über den orientalischen Salat gießen. Vermengen und servieren.

Pikanter Salat aus Meeresfrüchten

Für 2 bis 4 Personen

500 g Jakobsmuscheln
500 g Garnelen, gekocht und geschält
125 g Zuckererbsen
3 Stangen Sellerie
1 rote Paprikaschote, in feine längliche Streifen geschnitten
6 Frühlingszwiebeln, in Scheiben geschnitten
440 g Wasserkastanien aus der Dose, in Scheiben geschnitten

Die Muscheln in kochendem Wasser zwei Minuten pochieren und mit einem Sieblöffel herausnehmen. Zum Abkühlen beiseitestellen. Die Zuckererbsen zwei Minuten dämpfen, anschließend 30 Sekunden lang zum Abschrecken in Eiswasser tauchen, dann abtropfen lassen. Alle Zutaten in einer Schüssel mischen und mit dem folgenden Spezialdressing marinieren. Dieser Salat schmeckt gut zu kaltem Reis.

Spezialdressing

1 Knoblauchzehe, zerdrückt
3 EL Essig (Apfel-, Balsam- oder Weißweinessig)
2 EL natives Olivenöl extra oder kalt gepresstes Rapsöl
1 EL kalt gepresstes Sesamöl
1 EL Senfpulver
3 EL salzarme Sojasoße
1 Prise Chilipulver

Alle Zutaten für das Dressing in ein Glas mit Schraubverschluss geben und kräftig schütteln.

Gemischter Bohnensalat

100 g Kichererbsen
100 g rote Kidneybohnen
100 g Wachsbohnen
100 g weiße Bohnen

Alle Bohnen zwölf Stunden lang einweichen, waschen und abtropfen lassen. Einen Topf mit frischem kaltem Wasser füllen, die Bohnen dazugeben und sehr langsam (etwa 30 Minuten) zum Kochen bringen. Bei niedriger Hitze etwa 40 Minuten garen, bis die Bohnen weich sind.

Abgießen, abtropfen und abkühlen lassen und mit dem folgenden Spezialdressing servieren.

Spezialdressing

60 ml natives Olivenöl extra
2 EL Zitronensaft
1 Knoblauchzehe, zerdrückt
3 Frühlingszwiebeln, fein gehackt
1 TL Senfpulver
Frische Petersilie

Die ersten fünf Zutaten gut mischen, über die kalten Bohnen gießen und vermengen. Vor dem Servieren mit Petersilie und LSM bestreuen. Dieser Salat schmeckt gut zu braunem Reis oder gegrilltem Fisch.

Salat aus gebackener Roter Bete

4 große Rote Beten
4 TL natives Olivenöl extra
2 große rote Zwiebeln, ungeschält

Den Backofen auf 180 °C vorheizen. Die Roten Beten ungeschält waschen, abtrocknen, einzeln auf Alufolie legen und jeweils mit einem halben Teelöffel Öl beträufeln. Die Folie fest verschließen. Die Zwiebeln unten (Zwiebelboden) kreuzweise tief einschneiden. Die Roten Beten und die Zwiebeln auf ein Backblech legen und etwa eineinhalb Stunden backen, bis sie weich sind. Etwas abkühlen lassen. Die Roten Beten schälen und in feine Streifen schneiden. Die Zwiebeln quer durchschneiden und dann in Viertel schneiden. Alles noch warm in einer Schüssel mit dem folgenden Spezialdressing vermengen. Warm oder gekühlt zu gegrilltem Fisch oder gegrilltem Freilandhuhn ohne Haut servieren.

Spezialdressing

3 EL Himbeer- oder Rotweinessig
3 EL natives Olivenöl extra
2 TL Kümmel
Schwarzer Pfeffer, frisch gemahlen

Alle Zutaten mischen und den Salat damit marinieren.

Champignons mit Walnüssen und Walnussöldressing

250 g kleine Champignons
5–8 EL Essig (Apfel-, Balsam- oder Weißweinessig)
1 EL kalt gepresstes Walnussöl
2 TL Dijonsenf
Schwarzer Pfeffer, frisch gemahlen
1 Prise Meersalz
1 TL Dattel-Apfel-Chutney oder ein anderes Chutney nach Wahl
4 EL Walnüsse, fein gehackt

Die Champignons säubern, putzen und in feine Scheiben schneiden. Essig, Öl, Senf, Chutney, Pfeffer und Salz mischen, die Walnüsse dazugeben und die Mischung kühl stellen. Kurz vor dem Servieren die Pilze mit dem Dressing übergießen.

Taboulé

75 g Bulgur (glutenfreie Alternativen sind Reis, Quinoa, Buchweizen, Amaranth, Teff oder Blumenkohlreis)
2 Tomaten, enthäutet, entkernt und fein gehackt 4 Schalotten, geschält und fein gehackt
6 EL frische Petersilie, fein gehackt
3 EL frischer Koriander, fein gehackt

Bulgur (oder Alternative) nach Packungsangaben garen. Alle Zutaten mit dem folgenden Spezialdressing mischen und vor dem Servieren eine Stunde kalt stellen.

Spezialdressing

125 ml griechischer Joghurt aus Vollmilch
1/2 kleine Salatgurke, entkernt und fein gehackt
2 EL frische Petersilie, fein gehackt
2 EL Schnittlauchröllchen
2 EL Zitronensaft
2 EL Essig (Apfel- oder Balsamessig)

Alle Zutaten vermengen.

Salat aus Avocado, Mango und Limone

2 Köpfe rotblättriger Kopfsalat, gewaschen und zerzupft
1 Avocado, geschält und gehackt
1 frische Mango, geschält und gewürfelt
1 kleine grüne Paprikaschote, fein gehackt
1 kleine rote Paprikaschote, fein gehackt
6 Frühlingszwiebeln, fein gehackt
1 EL frische Petersilie, fein gehackt
1 EL frische Schnittlauchröllchen

Die Salatblätter auf einem flachen Teller anrichten. Alle anderen Zutaten mischen und mit dem Spezialdressing vermengen. Auf den Salatblättern verteilen.

Spezialdressing

125 ml französisches Dressing ohne Öl
60 ml Limonensaft, frisch gepresst
1 Knoblauchzehe, zerdrückt
1 EL getrockneter Estragon
1 EL frischer Koriander, fein gehackt
Schwarzer Pfeffer, frisch gemahlen

Alle Zutaten gut mischen.

Frischer grüner Gartensalat

1/2 Kopfsalat, gewaschen und zerzupft
10 Spinatblätter, gewaschen und zerzupft
1/2 Romanasalat, gewaschen und zerzupft
125 g Zuckererbsensprossen
1 Bund Brunnenkresse
4 EL frischer Dill
1 rote Zwiebel, fein gehackt
1 Knoblauchzehe, zerdrückt
3 EL frischer Koriander, fein gehackt
Saft einer halben Limone
2 EL Petersilie, fein gehackt

Alle Zutaten vermengen und mit einem unserer köstlichen Dressings servieren.

Bunter Reissalat

100 g brauner Reis
100 g Basmati-Reis
2 frische Maiskolben
50 g Pinienkerne
100 g getrocknete Aprikosen, fein gehackt
100 g getrocknete Feigen, fein gehackt
1 EL LSM (Seite 240)

Den braunen Reis 20 Minuten kochen, dann den weißen Reis dazugeben und weitere zehn Minuten kochen, bis er gar ist. Abgießen und abkühlen lassen.

Den Mais 15 Minuten kochen und die Maiskörner von den Kolben entfernen. Die Pinienkerne in einer Pfanne ohne Fett vorsichtig rösten, bis sie eine goldene Farbe annehmen. Alle Zutaten mit dem Reis vermischen, eine unserer Salatsoßen dazugeben und mit Pinienkernen bestreuen.

Köstlicher Mais-Reis-Salat

400 g brauner Reis, gekocht und abgekühlt
500 g Maiskörner, gekocht und abgekühlt
1 Stange Sellerie, in kleine Stücke geschnitten
150 g Walnüsse
1 große Möhre, gerieben
5 Frühlingszwiebeln, in feine Scheiben geschnitten
2 EL Sesamsamen, geröstet

Alle Zutaten vermengen und mit einer unserer köstlichen Salatsoßen servieren.

Blumenkohl- und Brokkoliröschen mit Kräuteressig

1/2 Blumenkohl, in Röschen zerteilt
400 g Brokkoliröschen
3 Scheiben Zitrone
2 EL Minze, fein gehackt
2 EL Petersilie, fein gehackt
1/2 Liter Kräuter- oder Estragonessig

Die Blumenkohl- und Brokkoliröschen in kochendem Wasser mit den Zitronenscheiben bissfest garen. Abgießen. Die Zitronenscheiben entfernen und das Gemüse 30–40 Sekunden in Eiswasser abschrecken. Gut abtropfen lassen. Mit Minze und Petersilie bestreuen und mit dem Kräuteressig vermengen. Zwei bis vier Stunden kalt stellen und erneut umrühren. Abtropfen lassen und servieren. Sie können auch eine unserer anderen Salatsoßen verwenden, wenn Sie diese dem Kräuteressig vorziehen.

Salat aus Kirschtomaten, Avocado und Grapefruit

1 Kopf Radicchio
1 mittelgroße Avocado, geschält und gewürfelt
1 Grapefruit, geschält und klein geschnitten
300 g Kirschtomaten
2 EL Schnittlauchröllchen
Salat

Einen Teller mit Salatblättern auslegen und Avocado, Grapefruit und Tomaten darauf anrichten. Wählen Sie eine unserer leckeren Salatsoßen aus und gießen Sie sie vor dem Servieren über den Salat. Mit Schnittlauch bestreuen.

Salat aus Krustentieren

Sie können für dieses Rezept gekochte Meeresfrüchte Ihrer Wahl wie Garnelen, Krebsfleisch, Hummer oder eine beliebige Mischung verwenden.

Für 6 Personen

1 gehäufter TL Madrascurrypulver
2 EL cremige Mayonnaise oder Mayonnaise ohne Ei
Sojadrink (nach Belieben)
1 Mango, geschält und zerdrückt
1 EL Schnittlauchröllchen
1 EL frischer Dill, fein gehackt
1 kg frisch gekochte Meeresfrüchte
1 Kopfsalat, gewaschen, zerzupft

Das Currypulver in die Mayonnaise einrühren. Wenn die Mischung zu dick ist, einen Esslöffel Sojadrink dazugeben. Zerdrückte Mango, Schnittlauch und Dill dazugeben. Gut verrühren. Die Schalen der Krustentiere entfernen. Die Salatblätter so anordnen, dass sie eine Art Behälter bilden, und mit Meeresfrüchten und Mango-Mayonnaise füllen.

Thunfisch-Nudel-Salat

500 g Spiralnudeln
4 EL Vinaigrette
150 g Thunfisch in Wasser aus der Dose
2 EL Kapern
1 grüne Paprikaschote, gewürfelt
20 frische Basilikumblätter
500 g Kirschtomaten
1 rote Zwiebel, fein gehackt

Die Nudeln in drei Liter kochendem Wasser bissfest kochen – etwa zehn Minuten. Abgießen und in eine große Schüssel geben. Die Vinaigrette darübergießen, den Thunfisch und die übrigen Zutaten hinzufügen und alles gut vermengen.

Kartoffelsalat

6 große Kartoffeln, in der Schale gedämpft
4 Eier von Freilandhühnern, hart gekocht
10 Frühlingszwiebeln, in dünne Scheiben geschnitten
2 Gewürzgurken, fein gehackt
3 EL frische Schnittlauchröllchen
Schwarzer Pfeffer, frisch gemahlen
1 Prise Meersalz
200 g cremige Mayonnaise

Die Kartoffeln abkühlen lassen und in große Stücke schneiden. Vorsichtig mit allen anderen Zutaten vermengen.

Kartoffel-Gemüse-Salat

10 kleine Kartoffeln aus neuer Ernte mit Schale
Schwarzer Pfeffer, frisch gemahlen
1 Prise Meersalz
1/4 TL Paprikapulver
2 EL natives Olivenöl extra
250 g Brokkoli, in Röschen zerteilt
1 Kopfsalat, gewaschen, abgetrocknet und in kleine Stücke zerzupft
250 g Spinat, grob gehackt
50 g Luzernensprossen
125 g Rotkohl, fein geschnitten
150–200 g selbst gemachte Mayonnaise

Die Kartoffeln etwa 20 Minuten knapp gar kochen. Abgießen, abkühlen lassen, in große Stücke schneiden und in eine Schüssel geben. Pfeffer und Salz, Paprika und Öl dazugeben und gut vermengen. Den Backofen auf 200 °C vorheizen. Die Kartoffelmischung auf ein mit Backpapier belegtes Backblech geben. Auf der obersten Einschubleiste fünf bis zehn Minuten backen. Den Brokkoli fünf Minuten lang dämpfen, bis er bissfest ist. Vom Herd nehmen und 30 bis 40 Sekunden in sehr kaltem Wasser abschrecken und gut abtropfen lassen. Den Salat und Spinat in eine Schüssel geben, die Sprossen, den Rotkohl und den Brokkoli dazugeben. Die Mayonnaise und die Kartoffeln aus dem Ofen unter den Salat heben.

Salat aus Spargelstangen und Kopfsalat

1 Kopfsalat
1 Kopf Eichblattsalat
1 Lollo rosso
3 Bund frischer Spargel
1 rote Zwiebel, in feine Scheiben geschnitten

Alle Salatsorten waschen und trocknen und in Stücke zupfen. Den Spargel putzen und bei hoher Temperatur fünf Minuten dämpfen. Nach dem Kochen 30 bis 40 Sekunden in Eiswasser abschrecken und gut abtropfen lassen. Den Spargel in mundgerechte Stücke schneiden. Alle Zutaten mischen und mit einer unserer Salatsoßen vermengen (das französische Dressing schmeckt besonders gut dazu).

Krautsalat

100 g Möhre, gerieben
200 g Weißkraut, in feine Streifen geschnitten
(Blattstrünke entfernen)
1 Apfel, gewürfelt
100 g rohe Erdnüsse
80 g Sonnenblumenkerne
50 g Rosinen
1 kleine rote Paprikaschote, in feine Scheiben geschnitten

Alle Zutaten mit einer unserer köstlichen Salatsoßen vermengen. Probieren Sie auch einmal unsere Mayonnaisen.

Zucchini-Basilikum-Salat

8 kleine Zucchini
1 rote Zwiebel, fein gehackt
1 grüne Paprikaschote, in feine Scheiben geschnitten
1 rote Paprikaschote, in feine Scheiben geschnitten
3 EL Basilikum, fein gehackt

Zucchini in fünf Millimeter dicke Scheiben schneiden und über kochendem Wasser kurz dämpfen. Sie sollten noch bissfest sein. Abtropfen lassen und in eine Salatschüssel geben. Mit den übrigen Zutaten und einem Dressing Ihrer Wahl vermengen.

Nudelsalat mit Avocado

225 g Muschelnudeln (möglichst Vollkornnudeln)
1 EL Essig (Apfel-, Balsam- oder Weißweinessig)
2 EL natives Olivenöl extra
Schwarzer Pfeffer, frisch gemahlen
1 Prise Meersalz
1 große reife Avocado
Saft und Schale, fein gerieben, von 1 Zitrone
2 Knoblauchzehen, zerdrückt
2 TL warmer Honig
6 Frühlingszwiebeln, in feine Scheiben geschnitten
2 EL Petersilie, fein gehackt
2 EL Schnittlauchröllchen

Die Nudeln in zwei Liter leicht gesalzenem Wasser bissfest kochen. Abgießen und in eine Servierschüssel geben. Essig, Öl, Salz und Pfeffer verrühren, über die Nudeln geben und untermischen. Die Avocado mit Zitronensaft und -schale, Knoblauch und Honig zerdrücken. Frühlingszwiebeln, Petersilie und Schnittlauch hinzufügen und das Ganze zu den Nudeln geben. Vorsichtig durchmischen.

Salat aus Melone und Hühnerbrust

4 Hühnerbrustfilets von Freilandhühnern
250 ml Hühnerbrühe
2 Äpfel, entkernt und gewürfelt
Saft von 1 Zitrone
3 Stangen Sellerie, in Stücke geschnitten
24 kernlose grüne Weintrauben
3 EL Mayonnaise
2 Honig- oder Netzmelonen
Luzernensprossen
Geröstete Mandelstifte

Die Hühnerbrustfilets und die Brühe in einem Topf zum Kochen bringen und dann bei geringer Temperatur etwa zehn Minuten köcheln lassen. Herausnehmen und nach dem Abkühlen in feine Streifen schneiden. Kühl stellen.

Die Äpfel mit Zitronensaft beträufeln und mit Sellerie und Weintrauben vermengen. Die Hühnchenstreifen unterheben und die Mayonnaise dazugeben.

Die geschälten, entkernten und in Scheiben geschnittenen Melonen in die Mitte eines Tellers geben und darauf die Hühnchenmischung anrichten. Mit Luzerne und gerösteten Mandelstiften garnieren.

Salat aus Apfel, Möhre und Roter Bete

1 großer säuerlicher Apfel
2 Möhren
1 mittelgroße Rote Bete
Saft einer halben Limone
2 EL natives Olivenöl extra
Schwarzer Pfeffer, frisch gemahlen
1 Prise Meersalz
1/2 TL Honig
1 Kopf Eichblattsalat
1 Kopfsalat

Apfel, Möhren und Rote Bete raspeln und vermischen. Limonensaft, Öl, Salz, Pfeffer und Honig in ein Glas mit Schraubverschluss geben und das Glas kräftig schütteln. Gewaschene und getrocknete Salatblätter auf Tellern anrichten. In die Mitte jedes Blattes eine kleine Menge der geraspelten Mischung geben. Das Dressing darüberträufeln.

Zuckererbsensalat

200 g Zuckererbsen
1 Kopf Eichblattsalat oder Lollo rosso
1 große reife Avocado, geschält und gewürfelt
300 g Kirschtomaten, halbiert
2 EL Luzernensprossen
4 Zweige frisches Basilikum, fein gehackt

Die Zuckererbsen putzen und etwa drei Minuten knapp gar dämpfen, anschließend 30–40 Sekunden in Eiswasser abschrecken und abtropfen lassen. Die gewaschenen und abgetrockneten Salatblätter in mundgerechte Stücke zupfen. Avocado, halbierte Tomaten, Zuckererbsen, Sprossen und Basilikum dazugeben. Dazu eine Salatsoße Ihrer Wahl.

Suppen

Nudelsuppe

450 g Spinat, gewaschen und gehackt
450 g Stangensellerie, gehackt
450 g Spargel, in 2,5 cm lange Stücke geschnitten
1 l Gemüsebrühe
1 EL natives Olivenöl extra
1/2 TL Kreuzkümmel
1/2 TL Basilikum
1/2 TL Meersalz
450 g Nudeln

Das Gemüse in der Brühe zum Kochen bringen und die übrigen Zutaten bis auf die Nudeln dazugeben. Die Temperatur herunterschalten und zehn Minuten kochen lassen. Nach dem Abkühlen die Hälfte der Gemüsemischung im Mixer pürieren und wieder in den Topf geben. Die Nudeln dazugeben und noch sieben Minuten kochen lassen.

Gemüsesuppe mit weißen Bohnen

200 g weiße Bohnen
1 Scheibe Zitrone
1 TL Olivenöl
2 l Hühner- oder Gemüsebrühe
1 mittelgroße Zwiebel, gehackt
2 Möhren, gehackt
2 Stangen Porree, gehackt
2 Stangen Sellerie, gehackt
250 g Tomaten
Schwarzer Pfeffer, frisch gemahlen
8 EL Petersilie, gehackt

Die Bohnen vier Stunden in Wasser einweichen. Abgießen und in frischem Wasser 45 bis 60 Minuten mit der Zitronenscheibe weich kochen, abgießen (die Kochflüssigkeit aufbewahren). Den Boden eines Topfes mit Öl einstreichen und 60 Milliliter Brühe hineingeben. Die Zwiebel dazugeben und zwei Minuten lang köcheln lassen. Möhren, Porree und Sellerie dazugeben und fünf Minuten kochen lassen. Eventuell die Tomaten häuten (dies ist einfacher, wenn sie ein paar Minuten lang in kochendes Wasser gelegt und in Eiswasser abgeschreckt werden), hacken und zu dem übrigen Gemüse geben. Noch fünf Minuten lang kochen lassen und, falls erforderlich, mehr Brühe angießen. Die restliche Brühe erhitzen und mit der aufbewahrten Kochflüssigkeit der Bohnen zu zwei Litern auffüllen. Zum Kochen bringen und 30 Minuten köcheln lassen, bis das Gemüse weich ist. Die Bohnen dazugeben und wieder erhitzen. Kurz vor dem Servieren mit schwarzem Pfeffer abschmecken und Petersilie darüberstreuen.

Kartoffel-Porree-Suppe

500 g Kartoffeln, geschält und in Scheiben geschnitten
4 Stangen Porree, gut gewaschen und in 2,5 cm lange Stücke geschnitten
1 TL frischer Dill, fein gehackt
1 TL frische Minze, fein gehackt
250 g Frühlingszwiebeln, gehackt
2 EL fein gehackte Petersilie

Die Kartoffeln und den Porree etwa 15 Minuten in einem Liter Wasser kochen. Nach dem Abkühlen Kartoffeln, Porree und Kochflüssigkeit zusammen mit Dill und Minze im Mixer pürieren. In den Topf gießen, die Frühlingszwiebeln dazugeben und zehn Minuten bei niedriger Temperatur köcheln lassen. Mit Petersilie bestreut servieren.

Selleriesuppe

Für 4 Personen

1 1/4 l Gemüsebrühe
3 Stangen Porree, gehackt
500 g Stangensellerie mit Blättern, gehackt
2 Kartoffeln, geschält und gewürfelt
1 EL Zitronensaft
Abgeriebene Schale einer Zitrone
250 ml Wasser
Zusätzlich 2 Stangen Sellerie, in feine Scheiben geschnitten

Alle Zutaten bis auf die in feine Scheiben geschnittenen Stangen Sellerie in einen großen Topf geben und zwei Stunden köcheln lassen. Den Topfinhalt abkühlen lassen, im Mixer pürieren und wieder in den Suppentopf geben. Die in feine Scheiben geschnittenen Stangen Sellerie dazugeben und unterrühren. Weitere fünf Minuten köcheln lassen und servieren.

Gemüse-Gersten-Suppe

200 g Gerste
1 1/2 l Wasser
300 g Möhren, gehackt
1 Zwiebel, gehackt
2 Knoblauchzehen, zerdrückt
1/2 kleine gelbe Kohlrübe, gerieben
300 g Pastinaken, gerieben
150 g grüne Bohnen, gehackt
400 g Tomaten aus der Dose
2 EL Tomatenmark
2 EL Essig (Apfel-, Balsam- oder Weißweinessig)
1 TL getrockneter Majoran

In einem großen Topf die Gerste in dem Wasser etwa 15 bis 20 Minuten weich, aber nicht zu weich kochen. Etwa die Hälfte der Gerste mit einem Sieblöffel herausnehmen und in den Mixer geben. Mit etwas Kochflüssigkeit pürieren. Diese Mischung wieder in den Topf gießen. Möhren, Zwiebel, Knoblauch, Kohlrübe, Pastinaken und Bohnen zugeben. Kochen, bis das Gemüse weich ist, dann die

Tomaten, das Tomatenmark, den Essig und den Majoran dazugeben. Noch 60 Minuten langsam weiterkochen lassen.

Mamas Minestrone

Für 4 bis 6 Personen

2 große Zwiebeln, gehackt
2 Knoblauchzehen, zerdrückt
2 1/2 l Gemüse- oder Hühnerbrühe
2 große Möhren
4 Stangen Sellerie mit Blättern
2 große Stangen Porree (den ganzen Porree verwenden)
2 große Kartoffeln
3 kleine Zucchini
10 grüne Bohnen
100 g Champignons, in Scheiben geschnitten
800 g Tomaten aus der Dose
1 TL Sambal Oelek oder Chili (nach Belieben)
Schwarzer Pfeffer, frisch gemahlen
450 g weiße Bohnen, gekocht
150 g Reis oder Vollkornmakkaroni, gekocht
2 TL Majoran

In einem großen Topf Zwiebeln und Knoblauch sechs Minuten in 125 Milliliter Brühe kochen. Die restliche Brühe, Möhren, Sellerie, Porree, Kartoffeln, Zucchini, grüne Bohnen, Pilze, Tomaten und Sambal Oelek dazugeben. Mit schwarzem Pfeffer würzen. Zum

Kochen bringen und ein bis zwei Stunden köcheln lassen. Gelegentlich umrühren.

Nach dem Abkühlen drei Viertel der Suppe im Mixer pürieren und wieder in den Topf gießen. Weiße Bohnen, Reis (oder Makkaroni) und Majoran dazugeben und noch fünf Minuten köcheln lassen.

Weiße Bohnen vorbereiten: Vier Stunden in Wasser einweichen. Abgießen. Die Bohnen in frischem Wasser unter Zugabe einer Zitronenscheibe etwa 45 bis 60 Minuten weich kochen.

Gekühlte Sommersuppe aus Roter Bete

4 mittelgroße Rote Beten, gekocht und püriert
1 l Gemüsebrühe
4 EL Schnittlauchröllchen
2 TL Zitronenschale, fein gerieben
Schwarzer Pfeffer, frisch gemahlen

Alle Zutaten gut mischen. In den Kühlschrank stellen. Vor dem Servieren mit Frühlingszwiebeln, Schnittlauch und geriebener Roter Bete garnieren.

Suppe aus weißen Bohnen

Für 6 bis 8 Personen

400 g weiße Bohnen
2 1/2 l Wasser
2 EL natives Olivenöl extra
60 ml salzarme Sojasoße
2 Zwiebeln, gewürfelt
6 Knoblauchzehen, fein gehackt
Schwarzer Pfeffer, frisch gemahlen
1 Prise Meersalz
1 TL rote Paprikaschote, fein gehackt
1 Möhre, in Scheiben geschnitten
1 Stange Sellerie, in Scheiben geschnitten
2 Lorbeerblätter

Die Bohnen mit Wasser bedecken und über Nacht einweichen. Abspülen und in einen großen Topf geben, mit frischem Wasser bedecken, Öl, Sojasoße, jeweils die Hälfte der Zwiebelwürfel, des Knoblauchs sowie Salz und Pfeffer dazugeben. Bei mittlerer Temperatur eine Stunde kochen lassen. Paprikaschote, Möhre, Sellerie, die restlichen Zwiebeln, den restlichen Knoblauch und die Lorbeerblätter dazugeben. Etwa 20 Minuten kochen lassen, bis die Möhren und Bohnen gar sind.

Spargelsuppe

Für 4 bis 6 Personen

450 g frischer Spargel (Kochwasser aufbewahren) oder
350 g Spargel aus der Dose (Wasser aufbewahren)
125 ml Spargelwasser
750 ml Hühner- oder Gemüsebrühe
Blätter von 1 Stange Sellerie, fein gehackt
3 große Kartoffeln, geschält und gehackt
1 EL Zitronensaft

Den frischen Spargel vier Minuten lang in sprudelndem Wasser kochen. In ein Gefäß abgießen, um das Kochwasser aufzufangen. Alle Zutaten bis auf sechs Spargelstangen vermengen und eine Stunde kochen. Nach dem Abkühlen im Mixer pürieren. Langsam wieder erhitzen und servieren. Mit den Spargelstangen garnieren.

Tomatensuppe

Für 6 bis 8 Personen

1 EL natives Olivenöl extra
4 Knoblauchzehen, zerdrückt
4 Zwiebeln, gewürfelt
2 Stangen Sellerie, in Scheiben geschnitten
2 1/2 l Tomatenbrühe (Tomatensaft oder gekochte, durch ein Sieb gedrückte Tomaten)

125 ml salzarme Sojasoße
Je 1 TL Basilikum, Oregano, Knoblauchpulver
3 EL Sojapulver
2 EL Stärkemehl
1 Prise Meersalz
3 EL frische Petersilie, gehackt

Das Öl im Wok erhitzen, Knoblauch und Zwiebeln dazugeben und fünf Minuten lang braten. Den Sellerie dazugeben und drei Minuten lang braten. Zwei Liter Tomatenbrühe, Basilikum, Oregano und Knoblauchpulver dazugeben. Alles bei niedriger Temperatur 30 Minuten garen. Das Sojapulver in einem halben Liter Brühe auflösen und zu der Suppe geben. Das Stärkemehl dazugeben und mit Meersalz abschmecken. Weitere 30 Minuten bei niedriger Temperatur kochen. Damit die Gewürze ihre volle Wirkung entfalten, sollte die Suppe am Vortag zubereitet werden. Vor dem Servieren mit Petersilie bestreuen.

Porree-Linsen-Suppe auf Florentiner Art

250 g rote Linsen
2 TL salzarme Sojasoße
1 EL Basilikum
1 TL Oregano
1 EL natives Olivenöl extra
1 große Stange Porree (nur der weiße Teil), gehackt
2 Möhren, gehackt
300 g Brokkoli, gehackt
1 1/2 l stilles Mineralwasser

Bei geringer Temperatur Linsen, Sojasoße, Basilikum und Oregano unter ständigem Rühren in dem Öl erhitzen. Das gehackte Gemüse dazugeben. Rühren, bis das Gemüse leicht gebraten ist, dann das Wasser zugeben und 20 Minuten köcheln lassen. Die Hälfte oder drei Viertel der Suppe im Mixer pürieren und die pürierte Suppe wieder in den Topf geben.

Erbsensuppe

400 g grüne Schälerbsen
2 l Gemüsebrühe
1 Zwiebel, gewürfelt
2 Knoblauchzehen, zerdrückt
2 Lorbeerblätter
2 Stangen Sellerie, gewürfelt
2 große Möhren, gewürfelt
1 weiße Rübe, gewürfelt
1 Kartoffel, gewürfelt
80 ml salzarme Sojasoße
Je 1 TL Knoblauchpulver, Basilikum, Majoran
1 Prise Meersalz
50 g Gerste

Die Erbsen und die Brühe in einen großen Topf geben und zum Kochen bringen. Die Temperatur herunterschalten und Zwiebel, Knoblauch, Lorbeerblätter, Sellerie, Möhre, Rübe, Kartoffel, Sojasoße und Gewürze dazugeben. 20 Minuten kochen, bis die Erbsen und das Gemüse weich sind. Die Lorbeerblätter herausnehmen. Die

Suppe nach dem Abkühlen im Mixer pürieren. Wieder in den Topf gießen, die Gerste dazugeben und noch zwei Stunden lang unter häufigem Umrühren weiterkochen.

Obstsuppe

250 g Erdbeeren
2 mittelgroße Äpfel
Saft von 1 1/2 Orangen
1 EL Zitronenschale, gerieben
Optional: Orangenscheiben, Erdbeeren, Sojajoghurt und Honig

Die Erdbeeren im Mixer pürieren und in einen Topf geben. Die Äpfel reiben und mit dem Orangensaft und der geriebenen Zitronenschale dazugeben. Zum Kochen bringen und zehn Minuten köcheln lassen. Die Suppe durch ein Sieb passieren und zum Wiedererhitzen erneut in den Topf geben. Auf Wunsch kann die Suppe mit ein wenig Stärkemehl, das in Orangensaft aufgelöst wurde, angedickt werden. Noch drei Minuten unter ständigem Rühren leicht kochen lassen. Nach dem Abkühlen in den Kühlschrank stellen. Mit Orangenscheiben oder Erdbeeren sowie Sojajoghurt und Honig servieren.

Borschtsch

Für 4 bis 6 Personen

1/4 l Hühnerbrühe
4 mittelgroße Rote Beten, geschält und gewürfelt
2 grüne Äpfel, entkernt, geschält und gehackt
4 EL Honig
Saft von 4 großen Zitronen
1 TL Piment
Schwarzer Pfeffer, frisch gemahlen
1 Prise Meersalz
2 Eigelbe
Schnittlauch

Alle Zutaten bis auf die Eigelbe und den Schnittlauch in einen Topf geben und kochen, bis die Rote-Bete-Würfel weich sind. Abkühlen lassen und im Mixer pürieren. In einer Schüssel die Eigelbe verschlagen und zum Andicken ein wenig heiße Suppe hinzufügen. Die Mischung mit dem Schneebesen in die Suppe schlagen, damit sie nicht gerinnt. Kalt stellen und kalt mit Schnittlauchröllchen garniert servieren.

Champignonkraftbrühe

Für 6 Personen

1 kg frische Champignons, in Scheiben geschnitten
1 kg Zwiebeln, gehackt
1 Prise Meersalz
1 TL Zitronensaft
Schwarzer Pfeffer, frisch gemahlen
Zum Garnieren:
Frühlingszwiebeln, in feine Streifen geschnitten
Einige Champignons, in sehr feine Scheiben geschnitten
Brunnenkresse

In einem großen Topf Champignons, Zwiebeln, Salz und Zitronensaft zu zwei Litern Wasser geben. Langsam zum Kochen bringen, die Temperatur herunterschalten, abdecken und etwa zwei Stunden köcheln lassen. Die Brühe durch ein Sieb passieren und wieder in den Topf gießen. Mit Pfeffer abschmecken. In Suppenschüsseln geben und mit Frühlingszwiebeln, Champignonscheiben und Brunnenkresse garnieren.

Kürbissuppe

Für 8 bis 10 Personen

2 kleine Butternusskürbisse, gewürfelt
500 g Gartenkürbis, gewürfelt
2 Zwiebeln, gewürfelt
2 Knoblauchzehen, zerdrückt
2 Stangen Sellerie, gehackt
2 mittelgroße Möhren, gehackt
1 1/2 l Gemüsebrühe
2 Zweige frisches Basilikum
3 EL frischer Koriander, gehackt
2 EL Sojasoße
Schwarzer Pfeffer, frisch gemahlen
1 Prise Meersalz
3 Lorbeerblätter
250 ml Sojadrink
2 EL glatte Petersilie, gehackt

Alle Zutaten bis auf den Sojadrink und die Petersilie in einen großen Topf geben. Zum Kochen bringen, dann die Temperatur herunterschalten und bei schwacher Hitze eine Stunde köcheln lassen. Die Lorbeerblätter herausnehmen und die abgekühlte Suppe im Mixer pürieren. Den Sojadrink dazugeben. Falls die Mischung zu dick ist, mehr Milch verwenden. Mit Petersilie bestreut servieren.

Linsensuppe

125 g Linsen, gewaschen und abgegossen
1 l Pilz-Kombu-Brühe (siehe unten)
1 TL Meersalz
2 Zwiebeln, geviertelt und in Scheiben geschnitten
2 Stangen Sellerie, in feine Scheiben geschnitten
Salzarme Sojasoße

Die Linsen in der Brühe eine halbe Stunde kochen, Salz, Zwiebeln und Sellerie dazugeben und weich kochen. In den letzten zehn Minuten Sojasoße nach Geschmack dazugeben. Die Suppe kann so serviert oder im Mixer püriert werden.

Pilz-Kombu-Brühe: Sechs Shiitakepilze fünf Minuten in Wasser einweichen. Ein Stück Kombu-Seetang in zwei Liter kaltes Wasser geben und erhitzen. Die Pilze und das Einweichwasser dazugeben und zum Kochen bringen, die Temperatur herunterschalten und zehn Minuten köcheln lassen. Kombu herausnehmen und zum Trocknen auf ein Papiertuch legen. Die Pilze herausnehmen und für ein anderes Gericht aufbewahren. Sie können jedoch auch in dieser Linsensuppe verwendet werden, da sie sehr gut für das Immunsystem sind. Die Brühe kann bis zu einer Woche im Kühlschrank aufbewahrt werden.

Hühnersuppe à la Madeleine

Für die Brühe:

1 Freilandhuhn (Haut entfernen)
2 Lorbeerblätter
1 große Zwiebel
Stangenselleriespitzen
1 Bund Petersilie
2 Knoblauchzehen

Das ganze Huhn mit den Lorbeerblättern, der Zwiebel, den Selleriespitzen, Petersilie und Knoblauchzehen in etwa eineinviertel Litern Wasser in einem abgedeckten Topf 90 Minuten leicht kochen lassen. Die Flüssigkeit in einen Suppentopf abseihen. Huhn und Brühe über Nacht im Kühlschrank aufbewahren.

Für die Suppe:

2 große Zwiebeln, gewürfelt
3 Zweige frisches Basilikum
2 Zweige frischer Koriander
6 EL glatte Petersilie, gehackt
1 Dose Gemüsesaft
40 g Perlgraupen
60 g Linsen
2 Lorbeerblätter
2 Möhren, fein gehackt
6 Stangen Sellerie, fein gehackt
1/4 eines kleinen Chinakohls
1 kleine Pastinake, fein gehackt

1 kleine gelbe Rübe, fein gehackt
1 kleine Süßkartoffel, fein gehackt
1 Prise Meersalz
Schwarzer Pfeffer, frisch gemahlen

Zwiebeln, Basilikum, Koriander und Petersilie im Mixer pürieren. Das Huhn aus dem Kühlschrank nehmen, die Knochen und das Fett entfernen. Das Hühnerfleisch in mundgerechte Stücke schneiden. Die Brühe entfetten und den Gemüsesaft dazugeben. Die Perlgraupen und die Linsen mit den Lorbeerblättern zu der Brühe geben und köcheln lassen, bis die Hülsenfrüchte weich sind. Das Gemüse und die Süßkartoffel in die Brühe geben. Den Topf abdecken und die Brühe eine Stunde köcheln lassen, dann das Hühnerfleisch dazugeben. Mit Meersalz und schwarzem Pfeffer würzen.

Minestrone à la Madeleine

2 Zwiebeln, geschält
3 Zweige frisches Basilikum
2 Zweige frischer Koriander
1/2 Bund glatte Petersilie
1 Dose Gemüsesaft oder 1 1/2 l Gemüsebrühe
2 EL Sojasoße
2 EL Gemüsepaste aus dem Reformhaus
1 Würfel Gemüsebrühe (ohne Mononatriumglutamat)
400 g Tomaten aus der Dose
70 g Linsen
70 g Perlgraupen

4 Lorbeerblätter
2 Knoblauchzehen, zerdrückt
2 Stangen Sellerie mit Blättern, fein gehackt
2 Möhren, fein gehackt
1/2 Pastinake, fein gehackt
1 kleine gelbe Rübe, fein gehackt
Schwarzer Pfeffer, frisch gemahlen
1 Dose Kidneybohnen (gründlich gewaschen)

Zwiebeln, Basilikum, Koriander und Petersilie im Mixer pürieren. Gemüsebrühe oder Gemüsesaft, Sojasoße, Gemüsepaste (mit 250 Milliliter warmem Wasser vermischt) in einen großen Suppentopf geben. Umrühren und die Zwiebel-Kräuter-Mischung aus dem Mixer dazugeben. Die Tomaten aus der Dose im Mixer pürieren und in den Suppentopf geben. Linsen, Perlgraupen und Lorbeerblätter dazugeben. Abdecken und bei niedriger Temperatur kochen lassen. Knoblauch, Sellerie, Möhren, Pastinake und gelbe Rübe hinzufügen. Abdecken und langsam eineinhalb Stunden kochen lassen. Mit schwarzem Pfeffer abschmecken. Zehn Minuten vor dem Servieren die Kidneybohnen zugeben. Ab und zu umrühren.

Dr. Cabots Suppe zur Leberheilung

Die Zutaten meiner Gemüsesuppe fördern die Lebergesundheit, sind leicht verdaulich und werden gut resorbiert. Wählen Sie Gemüse nach Belieben und würzen Sie mit Miso oder Gemüsebrühe. Bohnen, Kichererbsen und Linsen enthalten Phytoöstrogene, die zum Schutz vor Krebs beitragen, und sind daher eine wertvolle Zugabe.

Rezept für die Suppe zur Leberheilung

2 l Wasser
2 EL natives Olivenöl extra
2 Kartoffeln, gehackt
3 Tomaten, gehackt
2 Möhren, gehackt
2 Rote Beten, gehackt
¼ Kohlkopf, gehackt
2 Stangen Sellerie (mit Blättern), gehackt
1 große rote Zwiebel, gehackt
2,5 cm Ingwer, geschält und fein gehackt
2 Knoblauchzehen, fein gehackt (nach Wunsch)
1 Bund Grünkohl, geschnitten, oder Rote-Bete-Blätter, gehackt
2–3 frische Artischockenherzen (oder in Salzlake eingelegte)
½ l Shiitakepilze, frisch oder eingeweicht, geschnitten
1 ganzer Reishipilz (nach dem Garen entfernen)
2 EL Arame- oder Wakame-Algen, gehackt, oder 2 TL Seetangpulver

520 g Bohnen, Kichererbsen oder Linsen, gegart
Selleriesamen, Kurkuma, Pfeffer, Meersalz und Miso (oder Tamari) nach Geschmack

In einem großen Topf das Öl auf mäßig hoher Stufe erhitzen. Sellerie (mit Blättern), Ingwer, Kurkuma, Tomaten, Kartoffeln, Möhren, Rote Beten, Zwiebeln, Selleriesamen, Knoblauch und etwas Pfeffer zugeben.

Unter ständigem Rühren braten. Wenn das Gemüse Farbe annimmt, vorsichtig das Wasser zugießen. Zum Kochen bringen.

Herd auf niedrige Stufe zurückschalten.

Seetang, Pilze, Artischockenherzen, Linsen/Bohnen/Kichererbsen unterrühren. Etwa 2 ½ Stunden schwach kochen lassen.

Grünkohl und/oder Rote-Bete-Blätter 15 Minuten vor dem Servieren unterrühren. Den Reishipilz entfernen.

Miso/Tamari nach Geschmack zufügen.

Nach Wunsch mit Sauerteigbrot oder glutenfreiem Brot oder mit einem Beilagensalat servieren.

Getränke und Shakes

Sommerpunsch

250 ml Möhrensaft
125 ml Aprikosennektar
60 ml Ananassaft
Zerstoßenes Eis und Muskatnuss

Die Säfte mischen, über das Eis gießen und mit einer Prise Muskatnuss aromatisieren.

Shake für Eilige

375 ml Vanille- oder Natursojadrink
125 ml zerstoßenes Eis
1 Banane
12 Erdbeeren
250 ml frische Ananas, klein gehackt
1 EL Honig
2–3 EL LSM (Seite 240)

Alle Zutaten zusammen pürieren und sofort servieren.

Gesundheitsshake »Melonenzauber«

1/2 Netzmelone, in Stücke geschnitten
1/2 Honigmelone, in Stücke geschnitten
Zerstoßenes Eis
375 ml Vanille- oder Natursojadrink
2–3 EL LSM (Seite 240)

Alle Zutaten pürieren und sofort servieren.

Nanastrawki-Shake

375 ml Vanille- oder Natursojadrink
1 reife Banane
12 Erdbeeren
2 Kiwis, geschält und gewürfelt
2 EL LSM (Seite 240)
1 EL Honig
250 ml zerstoßenes Eis

Alle Zutaten pürieren und sofort servieren. Himbeeren, Johannisbeeren oder Blaubeeren können hinzugefügt oder anstelle anderer Zutaten verwendet werden.

Dies ist unser Rezeptvorschlag, aber Sie können nach Lust und Laune andere erfinden. Verwenden Sie nach Belieben eigene Obstkombinationen. Wenn Sie über einen Entsafter verfügen, können Sie Gemüsesäfte dazugeben.

Brotaufstriche und Spezialzubereitungen

LSM

LSM ist die Abkürzung für eine Mischung aus Leinsamen, Sonnenblumenkernen und Mandeln. Zur Herstellung verwenden Sie:

300 g Leinsamen
200 g Sonnenblumenkerne, geschält
100 g Mandeln, blanchiert und abgezogen

Alle Zutaten mischen und fein mahlen. Eine ganz normale Kaffeemühle ist dafür gut geeignet. Die Mischung in einem dunklen, luftdichten Glas im Kühlschrank aufbewahren. Diese Mischung hat einen leicht süßlichen, nussigen Geschmack und kann auf Reis, Nudeln, Obst, Gemüse und viele andere Gerichte gestreut werden. Sie ist eine gute Quelle für Eiweiß, essenzielle Fettsäuren, Mineralien und Ballaststoffe und mit Sicherheit ein gutes Mittel gegen das Altern.

Aprikosengelee

150 g getrocknete Aprikosen
60 g Sultaninen
100 g getrocknete Äpfel
1 l frischer, ungesüßter Orangensaft

Alle Zutaten köcheln lassen, bis das Obst weich ist. Nach dem Abkühlen im Mixer pürieren und in Gläser füllen (Gläser und Deckel in kochendem Wasser sterilisieren). Die Gläser verschließen und im Kühlschrank aufbewahren.

Ananas-Ingwer-Aufstrich

500 ml ungesüßte zerdrückte Ananas, gut abgetropft
1 TL frischer Ingwer, zerdrückt

Vermengen und die Mischung auf Toast streichen.

Obst-Nuss-Creme

100 g frische rohe Cashewnüsse
100 g Mandeln, blanchiert und abgezogen
3 Orangen, geschält und in Spalten zerteilt
1 Apfel, geschält und geachtelt
1 EL Naturhonig, falls der Aufstrich süß sein soll
Eventuell etwas Vanille und/oder geriebene Muskatnuss

Die Nüsse mahlen und zu dem Obst geben. Diese Mischung im Mixer pürieren, bis sie feincremig ist. Die Creme schmeckt gut zu frischem Obstsalat oder auf Pfannkuchen.

Tofu-Lachs-Aufstrich

210 g Lachs in Wasser (aus der Dose)
100 g Tofu
2 Frühlingszwiebeln, fein gehackt
1 EL frischer Koriander, fein gehackt
2 Zweige frische Minze, fein gehackt
Saft von 1 Zitrone
Schwarzer Pfeffer, frisch gemahlen

Alle Zutaten vermengen, zu einer Paste zerdrücken und auf Toast streichen oder mit Schlangengurke und Tomate als Sandwichfüllung verwenden.

Hummus

125 g getrocknete Kichererbsen
4 große Knoblauchzehen, gehackt
3 EL Sesamsamen, fein gemahlen
Saft von 3 Zitronen
1 TL Paprikapulver

Die Kichererbsen über Nacht einweichen. Die abgetropften Kichererbsen eine Stunde in frischem Wasser kochen. Abgießen und im Mixer zusammen mit dem Knoblauch pürieren. Sesamsamen und Zitronensaft unterrühren und alles gut vermischen. Mit Paprika bestreuen. Anstelle von Butter oder Margarine auf Brot, Kekse oder Toast streichen.

Anmerkung: Sie können Hummus auch fertig in griechischen und türkischen Läden oder Reformhäusern kaufen.

Avocadoaufstrich

1 reife Avocado
Schwarzer Pfeffer, frisch gemahlen
2 Frühlingszwiebeln, fein gehackt
Zitronensaft

Die Avocado zerdrücken und gut mit den übrigen Zutaten vermengen.

Muffins

Apfelmuffins

Ergibt 12 Muffins

210 g Vollkornmehl
1/2 TL Backpulver
1/2 TL Piment
1/2 TL Zimt
50 g Sultaninen
2 Eiweiße
2 EL kalt gepresstes Mandelöl
250 ml Apfel, gekocht und gehackt
1 EL Honig
125 ml Sojadrink

Mehl und Gewürze durchsieben und die Sultaninen dazugeben. Die zwei Eiweiße steif schlagen. Öl, Honig und Sojadrink mischen und dann mit den trockenen Zutaten verrühren, bis alles gut vermengt ist. Zum Schluss den Eischnee vorsichtig unterheben. Die Masse in eine leicht gefettete Muffinform löffeln und im Backofen bei mittlerer Temperatur 15 bis 20 Minuten backen.

Bananen-Walnuss-Muffins à la Madeleine

Ergibt 12 Muffins

5 reife Bananen, püriert
60 ml kalt gepresstes Rapsöl
165 ml Honig
1/2 Vanilleschote, das Mark herausgekratzt
325 g Vollkornmehl
3/4 TL Backpulver
75 g Walnüsse, gehackt
1/2 TL Salz
1 TL Muskatnuss, gerieben
1 TL Natron

Den Backofen auf 190 °C vorheizen. Eine Form für zwölf Muffins leicht einölen. Bananen, Öl, Honig und Vanillemark verrühren. In einer Schüssel Mehl, Backpulver, Walnüsse, Salz, Muskatnuss und Natron vermengen. Die feuchten Zutaten in die trockene Mischung einrühren und mit einem Löffel vermengen. Die Muffinform bis zum Rand füllen. Etwa 20 bis 25 Minuten goldbraun backen. Warm servieren.

Bananen-Walnuss-Muffins à la Wendy

Ergibt etwa 8 Muffins

2 reife Bananen, zerdrückt
2 EL Honig
2 EL Olivenöl
1 EL LSM (Seite 240)
1 Vanilleschote, das Mark herausgekratzt
60 g Vollkornmehl
1 TL Backpulver
2 EL Walnüsse, gehackt

Bananen, Honig, Öl und LSM in einer großen Schüssel mischen. Die übrigen Zutaten unterheben und alles miteinander vermengen. In eine beschichtete Muffinform löffeln und bei mittlerer Temperatur im Backofen etwa 20 bis 25 Minuten backen.

Preiselbeer-Mandarinen-Muffins

Ergibt 12 Muffins

300 g Vollkornmehl
2 TL Backpulver
170 ml Orangensaft, frisch gepresst
80 ml Honig
60 ml kalt gepresstes Rapsöl
1 kleine Dose Mandarinen, abgetropft
100 g Preiselbeeren, tiefgefroren, aufgetaut oder frisch

Den Backofen auf 190 °C vorheizen. Eine Muffinform für zwölf Muffins leicht einölen. Mehl und Backpulver in einer Schüssel mischen. In einer anderen Schüssel Orangensaft, Honig, Öl und Mandarinen mischen. Die trockene Mischung zu der feuchten geben und vermengen. Die Preiselbeeren unterrühren. Die Muffinform mit dieser Mischung bis zum Rand füllen und etwa 20 bis 25 Minuten goldbraun backen. Warm servieren.

Getreideprodukte

Sie können 40 bis 50 Gramm Weetabix, Special K, Sweet Wheat oder andere Fertigmischungen aus dem Naturkostladen, Haferbrei oder ungesüßtes und ungeröstetes Müsli essen. Verwenden Sie keine Kuhmilch, sondern stattdessen Soja-, Mandel- oder Reismilch. Reisdrink ist ein leicht süßlich schmeckendes fermentiertes Reisgetränk. Es stammt aus Japan und ist in Naturkostläden erhältlich.

Selbst gemachtes Müsli

300 g Haferflocken
150 g Roggenflocken
35 g getrocknete Datteln, gehackt
70 g Walnüsse
70 g Mandeln
70 g Rosinen
70 g Sonnenblumenkerne
1/4 TL Muskatnuss
1/4 TL Zimt
1 l Apfelschorle aus Apfelsaft und Mineralwasser

Alle Zutaten bis auf die Apfelschorle in einer großen Schüssel mischen. In einen luftdicht verschließbaren Behälter geben und die Apfelschorle unterrühren. Den Behälter schließen und über Nacht in den Kühlschrank stellen. Mit Soja-, Reis- oder Mandelmilch servieren.

Frische Obstarten Ihrer Wahl, z. B. Bananen, Erdbeeren, Kiwis,

Orangen oder Äpfel, und Backpflaumen können zu allen Getreideprodukten gegeben werden.

Sandwichtoasts (Toasties)

Den Sandwichtoaster leicht mit kalt gepresstem Öl einstreichen. Das gefüllte Brot vier bis sechs Minuten lang toasten.

Füllungen für Sandwichtoasts: Gebackene Bohnen, Pilzsoße, gekochte Pilze, Eier von Freilandhühnern, Hummus, Tofu-Lachs-Aufstrich, Ananas-Ingwer-Aufstrich, Aprikosengelee, Lachs, Sardinen, Thunfisch, Tomaten, Zwiebeln, Knoblauch oder Kombinationen dieser Zutaten.

Verschiedene kleine Gerichte

Vollkornpfannkuchen

Ergibt etwa 6 bis 8 Pfannkuchen

1 Ei
250 ml Sojadrink
100 g Vollkornmehl
1/4 TL Backpulver
1/2 Vanilleschote, das Mark herausgekratzt
1 TL Honig (für süße Pfannkuchen)

Das Ei mit der Hälfte des Sojadrinks verschlagen. Die Hälfte des Mehls und dann abwechselnd das übrige Mehl und den restlichen Sojadrink unterrühren. Gut schlagen, um alle Klumpen aufzulösen. Die Mischung 15 Minuten in den Kühlschrank stellen. Eine beschichtete Pfanne, deren Boden und Seiten leicht mit kalt gepresstem Öl eingestrichen wurden, bei mittlerer Temperatur erhitzen. Eine volle Schöpfkelle mit der Mischung in die Pfanne gießen und verlaufen lassen. Wenden, wenn sich auf der noch nicht gebackenen Seite Blasen bilden.

Die Pfannkuchen mit frischem Obst oder Zitrusfruchtsaft und Honig füllen und mit LSM oder gehackten rohen Nüssen bestreuen. Sie können auch pikante Pfannkuchen mit Pilzsoße, Tofu-Lachs-Aufstrich, Curryeiern oder gegrillter Tomate zubereiten.

Gerührter Tofu

2 EL Wasser
750 g Tofu, gehackt
2 kleine Zwiebeln, geschält und gewürfelt
1 EL Knoblauch, zerdrückt
1/2 grüne Paprikaschote, fein geschnitten
30 g frische Champignons, in Scheiben geschnitten
3 EL natives Olivenöl extra
1 EL Senf
2 EL Sojasoße
2 TL Currypulver
1/2 TL Chilipulver
2 EL Minze oder Petersilie, fein gehackt
1 TL getrockneter Estragon
1/4 TL schwarzer Pfeffer, frisch gemahlen
1/2 TL Meersalz

Wasser in einer tiefen Pfanne oder im Wok erhitzen. Tofu, Zwiebeln, Knoblauch, Paprika, Champignons und zum Schluss das Öl dazugeben. Acht bis zehn Minuten bei mittlerer Hitze garen. Senf und Sojasoße in einer Schüssel mischen und über die Tofumischung im Wok gießen. Currypulver, Chilipulver, Minze, Estragon, schwarzen Pfeffer und Salz einrühren und weitere sechs bis acht Minuten garen lassen, bis der größte Teil der Flüssigkeit im Wok verdampft ist. Heiß mit einem Salat, Gemüse oder Toast servieren. Zur Erhöhung des Proteingehalts kann LSM (Seite 240) darübergestreut werden.

Gegrillte Tomaten

Die Tomaten halbieren, in jede Tomatenhälfte kleine Schlitze schneiden und in jeden Schlitz einen Knoblauchstift stecken. Leicht mit kalt gepresstem Öl einstreichen und grillen.

Gegarte Champignons

So viele in feine Scheiben geschnittene Wiesen- oder Waldchampignons, wie Sie mögen.

Eine beschichtete Pfanne, deren Boden und Seiten leicht mit kalt gepresstem Öl eingestrichen wurden, erhitzen. Wasser und Pilze und anschließend salzarme Sojasoße und Soja- oder Reisdrink dazugeben. Bei niedriger Temperatur garen.

Eier

Hier einige Vorschläge, wie Sie Eier auf gesunde Art für die Leberreinigungsdiät zubereiten können. Verwenden Sie möglichst Eier von Freilandhühnern.

Curryeier

Eier zehn Minuten kochen, mit zwei Esslöffeln Sojadrink und einem Teelöffel Currypulver zerdrücken und alles gut vermischen.

Pochierte Eier

Eine beschichtete Pfanne mit Wasser füllen, einen Esslöffel Apfelessig dazugeben und zum Kochen bringen. Die Eier zugeben, die Temperatur herunterschalten und die Eier so lange kochen, bis sie die gewünschte Konsistenz haben. Es sollte so viel Wasser vorhanden sein, dass die Eier bedeckt sind.

Hart oder weich gekochte Eier sind ebenfalls gesund. Eier sollten nie gebraten werden, denn dadurch wird Cholesterin in eine für den menschlichen Organismus schädliche, oxidierte Form umgewandelt.

Hauptgerichte

Mit Wildreis gefüllte Tomaten

Für 4 Personen

8 mittelgroße Tomaten
100 g gekochter Wildreis
1 Zwiebel, fein gehackt
100 g Korinthen
3 EL Pinienkerne, gehackt
2 EL Minze, gehackt
2 EL Schnittlauchröllchen
Schwarzer Pfeffer, frisch gemahlen
4 EL Paniermehl aus Vollkornbrot
1 EL LSM (Seite 240)

Von jeder Tomate einen Deckel abschneiden und die Tomaten mit einem Metalllöffel aushöhlen. Reis, Zwiebel, Korinthen, Pinienkerne, Minze, Schnittlauch und das entfernte Fruchtfleisch der Tomaten in einem Topf vermengen und mit schwarzem Pfeffer würzen. Die Mischung zum Kochen bringen und eine Minute köcheln lassen. Die ausgehöhlten Tomaten auf ein mit Aluminiumfolie ausgelegtes Backblech setzen. Mit der Mischung füllen und mit Paniermehl und LSM bestreuen. Bei mittlerer Hitze im Backofen 20 Minuten backen.

Sojabohnenburger

Ergibt etwa 12 Burger

400 g Sojabohnen aus der Dose oder gekocht, abgetropft und mit
1 EL Sesampaste vermengt
2 Stangen Sellerie, fein gehackt
1 Möhre, gerieben
1 Zwiebel, fein gehackt
2 Knoblauchzehen, zerdrückt
2 EL frische Petersilie, gehackt
1 EL Schnittlauchröllchen
1 EL Koriander
70 g Buchweizen oder Wildreis, gekocht
Schwarzer Pfeffer, frisch gemahlen
1 Prise Meersalz
1 EL Sesamsamen

Alle Zutaten bis auf die Sesamsamen vermengen. Falls die Mischung zu flüssig ist, etwas Vollkornmehl dazugeben. Mit einem Eisportionierer Kugeln formen, flach klopfen und in den Sesamsamen wenden. 30 Minuten in den Kühlschrank stellen. Die Burger in einer beschichteten Pfanne, deren Boden und Seiten mit kalt gepresstem Öl eingestrichen wurden, auf beiden Seiten goldbraun backen.

Warm servieren und nach Belieben eine Pilz- oder Tomatensoße dazu reichen.

Gemüsepaella

Für 4 Personen

300 g Naturreis
500 ml Hühner- oder Gemüsebrühe
2 große Zwiebeln, in Scheiben geschnitten
2 Stangen Porree, in feine Streifen geschnitten
3 Möhren, in Scheiben geschnitten
2 Zucchini, in dicke Scheiben geschnitten
2 Knoblauchzehen, zerdrückt
1 rote Paprikaschote, in Ringe geschnitten
Schwarzer Pfeffer, frisch gemahlen
2 EL Tomatenmark
1 TL Kurkuma
4 Tomaten, enthäutet und gehackt
250 g Brokkoli, in Röschen zerteilt
250 g Blumenkohl, in Röschen zerteilt

Den Reis in der Hühnerbrühe 20 Minuten halb gar kochen. Beiseitestellen, aber nicht abgießen. Zwiebeln, Porree, Möhren, Zucchini und Knoblauch in eine beschichtete Pfanne geben und zehn Minuten lang in vier Esslöffeln Wasser bei mittlerer Hitze garen. Pfeffer, Tomatenmark, Kurkuma und Tomaten dazugeben und zwei Minuten kochen. Den Reis mit der Brühe dazugeben und einrühren, bis alle Zutaten miteinander vermengt sind. Etwa 15 Minuten köcheln lassen. Brokkoli und Blumenkohl fünf Minuten separat kochen und zu der übrigen Mischung geben.

Gedämpfte Fischfilets mit Kräutern

Für 4 Personen

4 Fischfilets oder Fischkoteletts, z. B. Rotbarsch, Makrele, Kabeljau oder Seeteufel

Für die Füllung:
100 g Paniermehl
2 EL frischer Koriander, fein gehackt
2 EL Petersilie, fein gehackt
2 EL Schnittlauchröllchen
1 EL frisches Basilikum, fein gehackt
2 EL Chutney
1 EL süßer Senf
1 Eiweiß

Mit einem scharfen Messer jedes Filet der Länge nach in der Mitte einschneiden, sodass eine Tasche für die Füllung entsteht. Die Zutaten für die Füllung vermengen und die Filets damit füllen. Die Tasche mit Zahnstochern verschließen. Eine kleine Menge Wasser in eine beschichtete Pfanne geben und den Fisch bei hoher Temperatur von jeder Seite fünf Minuten garen.

Zucchini-Kräuter-Omelett

Für 1 Person

2 Eier von Freilandhühnern
1 Zucchini, geraspelt
2 Frühlingszwiebeln, in feine Scheiben geschnitten
2 EL Petersilie, fein gehackt
2 EL Schnittlauchröllchen
Schwarzer Pfeffer, frisch gemahlen

Alle Zutaten gut mischen und in eine beschichtete Pfanne gießen. Wenn die Mischung gestockt ist, das Omelett wenden und die andere Seite backen. Mit einem unserer Salate servieren.

Dolmades – gefüllte Weinblätter

Ergibt etwa 40 Stück

250 g Weinblätter aus der Packung, mit heißem Wasser abgespült
Saft von 1/2 Zitrone
2 EL natives Olivenöl extra

Für die Füllung:
200 g Langkornreis
1 EL Olivenöl
1 große Zwiebel, fein gehackt
2 EL Pinienkerne

2 EL Petersilie, gehackt
2 EL Korinthen, gewaschen
Schwarzer Pfeffer, frisch gemahlen, und Salz

Die Weinblätter mit der glänzenden Seite nach unten auf die Arbeitsfläche legen. Zerrissene Blätter beiseitelegen. Für die Füllung den Reis gut waschen und abtropfen lassen. Öl erhitzen und Zwiebeln weich braten. Die Pinienkerne dazugeben und braten, bis sie eine goldene Farbe annehmen. Den Topf vom Herd nehmen und Reis und die übrigen Zutaten hineingeben. Da die Weinblätter salzig sind, muss kein weiteres Salz zugegeben werden. Einen Löffel der Füllung auf jedes Weinblatt geben und dieses zusammenrollen. Einen Topf mit den beschädigten Blättern auslegen. Die gefüllten Blätter dicht nebeneinander mit den offenen Seiten nach unten darauflegen. Einen Teller darüberstülpen. Zitronensaft, Olivenöl und genug Wasser darübergießen, sodass der Teller knapp bedeckt ist. Zugedeckt zum Kochen bringen, die Temperatur herunterschalten und 40 Minuten köcheln lassen. Den Topf vom Herd nehmen und überprüfen, ob der Reis weich ist. In der Flüssigkeit abkühlen lassen. Das Gericht kann warm oder gekühlt serviert werden.

Pikante Crêpes

140 g steingemahlenes Vollkornmehl
1 TL Senfpulver
370 ml Sojadrink
3 Eiweiße

Alle Zutaten im Mixer pürieren. 30 Minuten quellen lassen. Ein wenig Teig in eine heiße beschichtete Pfanne oder auf ein Crêpegerät geben und verlaufen lassen, überschüssige Mischung abgießen. Wenn die Crêpe Blasen wirft, wenden, um die andere Seite zu bräunen. Diese hauchdünnen Pfannküchlein haben eine sehr kurze Garzeit.

Möhren-Sonnenblumenkern-Surprise

Für 4 Personen

1 große Zwiebel, fein gehackt
3 mittelgroße Möhren, in Scheiben geschnitten
1 kleine Tasse Wasser
Schwarzer Pfeffer, frisch gemahlen
1 EL Honig
100 g Sojaschrot (gemahlene Sojabohnen)
2 EL Dill, fein gehackt
40 g Sonnenblumenkerne
2 Eiweiße
40 g Mandeln, gehackt

Zwiebel und Wasser in einen Topf geben und zum Kochen bringen, Möhren dazugeben und abdecken. Leicht kochen lassen, bis die Möhren weich sind. Alle übrigen Zutaten bis auf die Mandeln einrühren. In eine flache Backform gießen, mit Mandeln bestreuen und bei mäßiger Hitze 20 Minuten backen.

Gemüseeintopf

Für 6 bis 8 Personen

4 große Kartoffeln, geschält und in Stücke geschnitten
2 Möhren, in große Stücke geschnitten
1 Pastinake, geschält und in Stücke geschnitten
1/2 gelbe Rübe, fein geschnitten
100 g Stangensellerie, gehackt
150 g Erbsen
150 g Bohnen
800 g Tomaten aus der Dose, abgetropft
500 ml ungesüßter Orangensaft
1 EL Orangenschale, gerieben
750 ml Gemüsebrühe
3 EL LSM
Schwarzer Pfeffer, frisch gemahlen

Alle Zutaten in eine Kasserolle aus Ton geben, abdecken und bei mäßiger Hitze zwei Stunden im Backofen garen. Das Gericht ist fertig, wenn das Gemüse weich ist und die Flüssigkeit zu einer Soße reduziert wurde. Dazu braunen Reis servieren.

Pikante Hühnchenspieße

Für 4 Personen

Für die Marinade:
1 Knoblauchzehe, zerdrückt
2 EL frischer Ingwer, fein gerieben
2 EL frischer Koriander, fein gehackt
125 ml Zitronensaft

Für die Spieße:
2 Hühnerbrustfilets von Freilandhühnern (ohne Haut), gewürfelt
2 große Zwiebeln, in große Stücke geschnitten, sodass sie aufgespießt werden können
1 große Mango, in Scheiben geschnitten
12 Champignons, je nach Größe ganz oder halbiert
1 grüne Paprikaschote, entkernt und in große Stücke geschnitten, sodass sie aufgespießt werden können

Mangosoße:
1 frische Mango, gehackt
1 EL Petersilie, fein gehackt
1 Knoblauchzehe, zerdrückt
1 TL frischer Ingwer, gerieben
1 Prise Chilipulver
1 TL Piment
1 EL Honig

Alle Zutaten für die Marinade vermengen und das Fleisch über Nacht darin ziehen lassen.

Die Fleischstücke abwechselnd mit den anderen Zutaten aufspießen. Grillen, bis das Fleisch eine goldene Farbe annimmt.

Alle Zutaten für die Soße im Mixer pürieren. Zu den Spießen servieren. Die Soße kann heiß oder kalt gegessen werden.

Mit gebackenen Bohnen gefüllte Kartoffeln

Für 4 bis 6 Personen

1 große, Kartoffel, ungeschält und abgebürstet, pro Person
2 EL Frühlingszwiebeln, gehackte
2 EL Schnittlauchröllchen
2 EL Petersilie, gehackt
2 EL LSM (Seite 240)
400 g gebackene Bohnen aus der Dose
Meersalz nach Geschmack

Die Kartoffeln im heißen Backofen eineinhalb Stunden backen. Herausnehmen und der Länge nach halbieren. Die Hälften aushöhlen und die Kartoffelmasse mit Frühlingszwiebeln, Schnittlauch, Petersilie und LSM in einer Schüssel gut zerdrücken. Die gebackenen Bohnen untermengen. Die ausgehöhlten Kartoffeln mit dieser Mischung füllen und im Backofen wieder erhitzen. Passen Sie die Menge der Zutaten der Anzahl der Kartoffeln an.

Gebackener Kürbis mit Sesamsamen

Den Backofen auf 200 °C vorheizen. Kürbis in mundgerechte Stücke schneiden und dämpfen, bis er weich ist. Jedes Kürbisstück mit ein wenig Öl bestreichen und mit Sesamsamen bestreuen. In den Backofen geben und fertig garen.

Ganzer Fisch auf chinesische Art

1 ganzer Fisch (Rotbarsch oder Forelle), ca. 1 bis 2 kg
60 ml Zitronensaft
1 1/4–1 1/2 l Hühner- oder Fleischbrühe
1 mittelgroße Zwiebel, gewürfelt
1 Stange Sellerie, gewürfelt
1 Möhre, in feine Streifen geschnitten
1 Stück Ingwer (2 cm lang), fein gehackt
2 Knoblauchzehen, zerdrückt

Bitten Sie den Fischhändler, den Fisch zu entschuppen und auszunehmen. Den Fisch innen und außen mit Zitronensaft einreiben. Die Brühe in den Wok oder eine tiefe Pfanne geben und Zwiebel, Gemüse, Ingwer und Knoblauch dazugeben. Ordnen Sie Essstäbchen zu einem Gitterrost an oder stellen Sie eine Schüssel verkehrt herum in den Wok. Die Brühe bei niedriger Hitze zum Kochen bringen und den Fisch auf das Gestell legen. Einen Viertelliter Brühe mit den Einlagen über den Fisch gießen. 20 bis 30 Minuten dämpfen, bis der Fisch gar ist. Der Fisch kann auch in Folie gewickelt und bei mäßiger Temperatur 25 Minuten lang im Backofen gegart werden. Den Fisch auf einen vorgewärmten Servierteller geben und die Brühe schnell zum Kochen bringen, bis sie leicht reduziert ist. Über den Fisch löffeln. Dieses Gericht kann heiß oder kalt serviert werden.

Garnitur:
Eine Möhre schälen und in streichholzgroße Streifen schneiden. Zwei Frühlingszwiebeln in feine Scheiben schneiden. Das Gemüse eine Stunde in einer Mischung aus 125 Milliliter Balsamessig und 125 Milliliter ungesüßtem Orangensaft ziehen lassen. Abgießen und auf dem Fisch verteilen.

Hühnchen Chow Mein

Für 6 Personen

1 1/2 l Hühnerbrühe (Seite 183)
3 EL Naturreis
2 Zwiebeln, gehackt
2 Stangen Sellerie, gehackt
1 große Möhre, in Scheiben geschnitten
100 g grüne Bohnen, zerkleinert
100 g junge Spinatblätter
1/4 Blumenkohl, in Röschen geschnitten
100 g Brokkoli, in Röschen geschnitten
2 TL Currypulver
1 TL Fünfgewürzepulver (ohne Mononatriumglutamat)
2 TL Ingwer, gerieben

500 g Hühnerfleisch, gedämpft, in Stücken
350 g Nudeln

Die Brühe zum Kochen bringen, die Temperatur herunterschalten und alle Zutaten bis auf Huhn und Nudeln dazugeben. Etwa 20 Minuten leicht kochen lassen. Die Nudeln drei Minuten kochen lassen, abgießen und gut abspülen. Huhn und Nudeln zu der Brühe geben und einmal aufwallen lassen.

Sojabohnenburger

Für 4 bis 6 Personen

500 g trockene Sojabohnen
3 EL LSM (Seite 240)
2 mittelgroße Zwiebeln, gehackt
1 EL Petersilie, gehackt
2 Kartoffeln, gekocht und zerstampft
250 ml Eiweiß, schaumig geschlagen
2 EL Ketchup
2 EL salzarme Sojasoße
1/2 TL Muskatnuss
Schwarzer Pfeffer, frisch gemahlen
Vollkornmehl
3 Eiweiße, mit 2 EL Sojadrink geschlagen
100 g Paniermehl aus Vollkornbrot
Olivenöl

Die Bohnen in einen Topf geben und Wasser dazugeben, sodass es zwei bis drei Zentimeter über den Bohnen steht. Zum Kochen bringen und eine Minute kochen. Vom Herd nehmen, nicht abgießen, abdecken und eine Stunde stehen lassen. Dies entspricht dem Einweichen der Bohnen über Nacht. Die Bohnen in derselben Flüssigkeit etwa zweieinhalb Stunden garen. Abgießen, die Bohnen gut zerdrücken und LSM dazugeben. Mit Zwiebeln, Petersilie, den zerstampften Kartoffeln, dem schaumig geschlagenen Eiweiß, Ketchup und Sojasoße, Muskatnuss und Pfeffer vermengen. Mit einem Eisportionierer Kugeln formen und diese flach klopfen. In Mehl wenden, in die Eiweiß-Milch-Mischung tauchen und panieren. Seiten und Boden einer beschichteten Pfanne mit Olivenöl einstreichen und die Burger von beiden Seiten goldbraun braten.

Spaghetti mit Chili-Tomaten-Soße

Für 6 Personen

1 große Zwiebel, gehackt
1 grüne Paprikaschote, in Scheiben geschnitten
2 Stangen Sellerie, gehackt
50 g Champignons
2 Knoblauchzehen, zerdrückt
100 g Möhren, in Scheiben geschnitten
400 g Tomaten mit Saft aus der Dose
100 g Tomatenmark
250 ml Wasser oder Gemüsebrühe
2 EL frisches Basilikum, fein gehackt

2 TL getrockneter oder frischer Oregano, fein gehackt
2 Lorbeerblätter
Schwarzer Pfeffer, frisch gemahlen
1 TL Chilipastete oder 1 Prise Chilipulver (nach Belieben)
500 g Vollkornspaghetti

Zwiebeln, Paprika, Sellerie, Champignons, Knoblauch und Möhren in 60 Milliliter Wasser sechs Minuten unter Rühren garen. Die übrigen Zutaten bis auf die Spaghetti dazugeben und etwa 30 Minuten leicht kochen lassen. Sie können auf Wunsch Meeresfrüchte wie Garnelen, Jakobsmuscheln usw. dazugeben. Die Spaghetti bissfest kochen, mit der Soße vermengen und mit einem frischen Gartensalat und knusprigem Brot servieren.

Fisch-Gemüse-Burger

Ergibt etwa 12 Burger

4 große Kartoffeln, geschält und weich gekocht
Schwarzer Pfeffer, frisch gemahlen
6 Frühlingszwiebeln, fein gehackt
250–300 g Fisch (Thunfisch, gekochte Fischfilets nach Wahl)
2 Möhren, gerieben
1 Stange Sellerie, fein gehackt
1 Eiweiß, ungeschlagen
1 Eiweiß, mit Wasser verschlagen
Paniermehl aus Vollkornmehl
LSM (Seite 240)

Die Kartoffeln zerdrücken und mit Pfeffer und Frühlingszwiebeln vermengen. Fisch, Möhren, Sellerie und das ungeschlagene Eiweiß dazugeben und gründlich mischen. Die Mischung abkühlen lassen und mit einem Eisportionierer Kugeln formen und flach klopfen. In die Mischung aus Eiweiß und Wasser tauchen und in Paniermehl und LSM wenden. Die Burger zwei Stunden in den Kühlschrank stellen. Ohne Zugabe von Öl von jeder Seite fünf Minuten in der Pfanne braten oder mit kalt gepresstem Olivenöl einstreichen und auf Folie grillen.

Pikante Garnelen mit Brokkoli

Für 4 Personen

450 g Brokkoliröschen
2 EL kalt gepresstes Erdnussöl oder natives Olivenöl extra
10 ganze Frühlingszwiebeln (weiße und grüne Teile getrennt)
2 Knoblauchzehen, zerdrückt
2 EL Ingwer, fein gerieben
1 kg rohe Garnelen, ohne Schale (den Darm entfernen)
1 TL Chilischoten, zerdrückt (nach Belieben)
1 TL Sambal Oelek
1 TL mildes Chilipulver (nach Belieben)
1 TL Sesamöl oder Olivenöl
3 EL Wasser

Den Brokkoli in einem offenen Topf in sprudelndem Wasser acht Minuten kochen. Anschließend 30 bis 40 Sekunden in sehr kaltem

Wasser abschrecken. Abgießen. Quer in Scheiben von einem halben Zentimeter Stärke schneiden.

Bei mittlerer Hitze Öl in einem Wok erhitzen und die weißen Teile der Frühlingszwiebeln dazugeben. Eine Minute garen, Knoblauch und Ingwer einrühren und weitere drei Minuten garen. Die Garnelen und – wenn gewünscht – die Chilischoten dazugeben und etwa vier Minuten garen. Die Garnelen ständig wenden, bis sie rosa sind. Sambal Oelek, eventuell Chilipulver, Sesamöl und Wasser in einer kleinen Schüssel vermengen. Diese Mischung in die Garnelenmischung geben und eine Minute garen. Den Rosenkohl dazugeben und das Ganze noch einmal erhitzen. Die grünen Spitzen der Frühlingszwiebeln dazugeben und erneut erhitzen. Mit Naturreis oder Gartensalat servieren.

Anmerkung:
Wenn Sie scharf gewürztes Essen nicht mögen, sollten Sie das Chilipulver und die Chilischoten weglassen.

Einfacher Hühnchen-Porree-Eintopf

Für 4 Personen

6 halbe Hühnchenbrustfilets von Freilandhühnern (ohne Haut)
1 TL Chilisoße
6 Stangen Porree, in Streifen geschnitten
4 Stangen Sellerie in Stücke geschnitten
3 mittelgroße Kartoffeln, geschält und in Stücke geschnitten
2 große Möhren, in feine Scheiben geschnitten

1 1/2 l Hühnerbrühe
400 g Pizzatomaten aus der Dose mit Saft
Schwarzer Pfeffer, frisch gemahlen
3 EL Petersilie, gehackt

Die Hühnerbrustfilets dämpfen, in Stücke schneiden und in eine Kasserolle geben. Chilisoße, Porree, Sellerie, Kartoffeln und Möhren zu dem Huhn geben und die Hühnerbrühe darübergießen. Zum Kochen bringen und 20 Minuten köcheln lassen, bis das Gemüse weich ist. Tomaten, Pfeffer und Petersilie dazugeben. Zugedeckt weitere 30 Minuten köcheln lassen. Der Eintopf kann mit etwas Stärkemehl, das in abgekühlter Brühe angerührt wurde, angedickt werden.

Scharfes Gemüsecurry

Für 4 Personen

500 ml Gemüsebrühe
1 TL Kurkuma
1 TL Chilipulver
1 TL Ingwerpulver oder frischer Ingwer, gerieben
1 TL Koriander
1 Möhre, in Streifen geschnitten
1 Zucchini, in Stücke geschnitten
2 Stangen Sellerie, in Scheiben geschnitten
100 g grüne Bohnen, in 3 cm lange Stücke geschnitten
1 Knoblauchzehe, zerdrückt

1 Zwiebel, in dünne Scheiben geschnitten
1/4 Blumenkohl, in Röschen zerteilt
1/2 grüne und 1/2 rote Paprikaschote, in Streifen geschnitten
60 g Champignons, in Scheiben geschnitten
2 Stangen Porree, gut gewaschen und in Scheiben geschnitten
400 g Tomaten mit Saft aus der Dose
4 Frühlingszwiebeln, fein geschnitten

Die Brühe mit den Gewürzen zum Kochen bringen und die Temperatur herunterschalten. Das Gemüse dazugeben und bissfest garen. Tomaten und Frühlingszwiebeln dazugeben und zehn Minuten köcheln lassen. Mit Naturreis oder Vollkornnudeln, die mit LSM bestreut wurden, servieren.

Bohnen mit Champignons

Für 1 Person

250 g kleine Champignons, in feine Scheiben geschnitten
250 g Frühlingszwiebeln, fein gehackt
250 g Bohnen, gekocht
1 EL natives Olivenöl extra
1 TL Estragon
1 TL Dill
Schwarzer Pfeffer, frisch gemahlen

Eine kleine Backform mit Olivenöl leicht einfetten. Alle Zutaten vermengen und in die Form geben. Mit Folie oder einem Glasdeckel abdecken und bei mäßiger bis heißer Temperatur im Backofen 25 Minuten garen.

Gebratener Reis mit Garnelen

1 EL natives Olivenöl extra
300 g gekochter Naturreis
6 Knoblauchzehen, fein gehackt
1 TL Ingwerpulver oder frischer Ingwer, gerieben
60 ml salzarme Sojasoße
8 Garnelen, gekocht, ohne Schale, in feine Scheiben geschnitten
8 Frühlingszwiebeln, fein gehackt

Den Wok oder eine tiefe Pfanne mit Öl einstreichen und so viel Reis hineingeben, dass der Boden bedeckt ist. Den Reis sechs Minuten bei mittlerer Hitze goldbraun braten, dabei ständig mit einem Holzlöffel umrühren. Wenn der Reis trocken wird, kleine Mengen Wasser dazugeben. Den Vorgang wiederholen, bis der ganze Reis gebraten ist.

Knoblauch und Ingwer zum Reis geben und mit Sojasoße abschmecken. Die Garnelen und Frühlingszwiebeln unterheben und das Ganze noch einmal erhitzen. Warm servieren.

Jakobsmuscheln mit Sesamsamen

Für 6 Personen

450 g frische Jakobsmuscheln
3 EL Sesamsamen, zerstoßen oder gemahlen
1 kleine Zwiebel, gerieben
1 Knoblauchzehe, zerdrückt
Schwarzer Pfeffer, frisch gemahlen
1 Prise Meersalz
1 rote Paprikaschote, in feine Scheiben geschnitten
250 g Kirschtomaten
60 ml ungesüßter Ananassaft

Alle Zutaten vermengen und vier Stunden ziehen lassen. Muscheln und Tomaten auf Spieße stecken und sechs bis zehn Minuten grillen. Mit einem Gartensalat servieren.

Goldener Eintopf

1 kleiner Kürbis (etwa 500 g), geschält und in Stücke geschnitten
500 g Möhren, in Scheiben geschnitten
2 EL natives Olivenöl extra
3 Knoblauchzehen, fein gehackt
3 Zwiebeln, gewürfelt
80 ml Sojasoße
1 TL Oregano
1 TL Basilikum

1 TL Paprikapulver
2 Stangen Sellerie, gewürfelt
70 g Kleie, Weizenkleie oder Paniermehl
3 EL LSM (Seite 240)
70 g rohe Erdnüsse, gemahlen

Kürbis und Möhren mit einem Dreiviertelliter Wasser in einen großen Topf geben und bei mittlerer Temperatur 20 Minuten garen, bis das Gemüse weich ist. Abgießen und die Flüssigkeit als Suppengrundlage aufbewahren. Kürbis und Möhren pürieren. Öl in einer Pfanne erhitzen, Knoblauch, Zwiebeln, Gewürze und Sellerie dazugeben und sieben Minuten weich garen. Den Backofen auf 180 °C vorheizen. Das Gemüse aus der Pfanne zu dem Kürbis-Möhren-Püree geben und gut mischen. Kleie, LSM und gemahlene Erdnüsse untermischen. Für eine dickere Konsistenz etwas Mehl dazugeben. Die Mischung in eine große Backform (20 mal 30 Zentimeter) füllen, dünn mit Öl einstreichen und mit LSM bestreuen. 35 bis 45 Minuten backen.

Maisbratlinge

Für 4 Personen

4 große Maiskolben
2 Eier, getrennt
2 EL Mehl
Schwarzer Pfeffer, frisch gemahlen
1 Prise Meersalz
Natives Olivenöl extra

Die Maiskerne von zwei Maiskolben abschneiden und in eine mittelgroße Schüssel geben. Die Maiskolben mit einem schweren Messer über der Schüssel abkratzen, um den Saft aufzufangen. Die Körner von den beiden anderen Kolben abschaben. Dazu werden die Körner etwa zur Hälfte abgeschnitten, bevor die Reste mit dem Messerrücken von den Kolben abgekratzt werden. Die abgeschabte Masse und die aufgefangene Flüssigkeit mit den Körnern mischen.

Die Eigelbe in einer großen Schüssel schlagen, bis sie eine helle Farbe annehmen, Mehl, Salz und Pfeffer darunterschlagen und den Mais unterrühren. Die Eiweiße in einer großen Schüssel steif schlagen und unter die Maismischung heben. Eine schwere Pfanne bei mittlerer Temperatur erhitzen und mit Öl einstreichen. Den Maisteig in die heiße Pfanne tropfen lassen und von jeder Seite 45 Sekunden anbraten. Die fertigen Bratlinge auf einen Servierteller geben und bei niedriger Temperatur im Backofen warmhalten, während die übrigen Bratlinge gebraten werden.

Pikante Hühnersoße mit Nudeln

Für 6 Personen

1 kg Hühnerbrustfilets von Freilandhühnern (ohne Haut), fein gehackt
1 große Zwiebel, gewürfelt
1 Knoblauchzehe, zerdrückt
2 Stangen Sellerie, in kleine Stücke geschnitten
1 Paprikaschote, fein gehackt
400 g Tomaten aus der Dose

4 EL Tomatenmark
1 EL Oregano
1 EL Basilikum
1 EL Sambal Oelek
2 EL natives Olivenöl extra
750 ml stilles Mineralwasser

Boden und Ränder eines Topfes mit Öl einstreichen und erhitzen. Das gehackte Hühnerfleisch hineingeben und bräunen. Die übrigen Zutaten hinzufügen und drei Stunden köcheln lassen. Wenn die Mischung eindickt, mehr Wasser dazugeben. Mit Vollkornnudeln servieren.

Gegrillte Lachskoteletts

Koteletts mit nativem Olivenöl extra leicht einstreichen, mit klein gehacktem frischem Dill bestreuen und mit Zitronensaft beträufeln. Etwa fünf Minuten unter den heißen Grill stellen. Mit Gemüse oder einem Salat Ihrer Wahl servieren.

Rote Linsen mit Artischocken

Für 4 Personen

300 g rote Linsen
125 ml Wasser
3 EL natives Olivenöl extra
2 mittelgroße rote Zwiebeln, in Scheiben geschnitten
2 Knoblauchzehen, zerdrückt
800 g Artischockenherzen aus der Dose, abgetropft und halbiert
1 EL Kapern, fein geschnitten
400 g frische Tomaten, klein geschnitten
2 EL Petersilie, fein gehackt
2 EL Schnittlauchröllchen
60 ml Tomatenmark
1 EL Rotweinessig
3 TL Honig

Die Linsen in einen großen Topf mit kochendem Wasser geben und ohne Deckel acht Minuten kochen, bis die Linsen knapp gar sind. Abspülen und gut abtropfen lassen. Die Hälfte des Öls im Wok erhitzen, Zwiebeln und Knoblauch dazugeben und bei niedriger Hitze unter Rühren weich braten. Das restliche Öl, Artischocken, Kapern, Tomaten, Petersilie und Schnittlauch dazugeben und unter Rühren erhitzen, die Linsen und alle übrigen Zutaten dazugeben und weiterrühren, bis alles erhitzt ist. Dieses Gericht schmeckt gut zu einer Schüssel Naturreis, der mit LSM (Seite 240) bestreut wurde, oder zu gegrilltem Fisch Ihrer Wahl.

Ratatouillespieße

Für 3 bis 4 Personen

3 EL natives Olivenöl extra
1 Knoblauchzehe, zerdrückt
1 EL Tomatenmark
6 Zucchini, in Stücke geschnitten
12 kleine Zwiebeln, halbiert
24 kleine Champignons, gereinigt, ohne Stiele
2 rote Paprikaschoten, geröstet und gehäutet (Seite 177)
2 grüne Paprikaschoten, geröstet und gehäutet (Seite 177)
250 g Kirschtomaten

Öl, Knoblauch und Tomatenmark glatt rühren.

Das Gemüse auf die Spieße reihen und mit der Mischung bestreichen. Die Spieße grillen.

Pita-Pizza

Für 1 bis 2 Personen

1 großes Weizenvollkorn-Pitabrot
2 EL Tomatenmark
Gemüse nach Wahl (Vorschlag in der folgenden Anleitung)

Zwiebeln, Champignons, Paprika, Tomaten, gedämpfte Kartoffelscheiben, Zucchini und Oliven fein hacken. Das Pitabrot mit Tomatenmark bestreichen und die zerkleinerten Zutaten darauf verteilen, diese mit ein wenig Tomatenmark bestreichen und das Ganze im heißen Backofen zehn Minuten backen.

Wenn Sie Meeresfrüchte mögen, können Sie frische, bereits gekochte Meeresfrüchte wie Garnelen in Scheiben, Jakobsmuscheln, Krebsfleisch oder Tintenfisch dazugeben. Mit einem knackigen Gartensalat servieren.

Lachspastete

Für 4 bis 6 Personen

1 kg Lachs aus der Dose (abgetropft und in Stücke zerteilt)
50 g Paniermehl aus Vollkornbrot
4 EL LSM (Seite 240)
4 EL Tomatenmark
2 Stangen Sellerie, fein gehackt
1 Zwiebel, fein gehackt

1 EL frisches Basilikum, fein gehackt
1 EL Schnittlauchröllchen
3 Eier von Freilandhühnern, verschlagen
1 Knoblauchzehe, zerdrückt
Olivenöl

Alle Zutaten gründlich vermengen. Boden und Seiten einer Pastetenform mit Öl bestreichen und die Form mit der Mischung füllen. Eine Stunde in den Kühlschrank stellen, den Inhalt der Pastetenform in eine ofenfeste Form geben und mit ein wenig kalt gepresstem Öl bestreichen. Bei mittlerer Hitze 40 Minuten im Backofen garen. Heiß oder kalt mit Gemüse oder Salat Ihrer Wahl servieren.

Toller Thunfisch mit Tomaten und Nudeln

Für 4 Personen

1 EL natives Olivenöl extra
8 Knoblauchzehen, zerdrückt
1 Zwiebel, klein geschnitten
800 g Tomaten aus der Dose mit Saft
2 TL Tomatenmark
Salz und Pfeffer
2 EL frisches Basilikum, fein gehackt
2 mittelgroße Thunfischsteaks
1 Prise Chilipulver (nach Belieben)
500 g Nudeln

Das Öl in einer beschichteten Pfanne erhitzen und die Hälfte des Knoblauchs und die Zwiebel kurz braten. Tomaten, Tomatenmark, Salz, Pfeffer und Basilikum dazugeben und alles verrühren. Unter ständigem Rühren 20 Minuten köcheln lassen. Wenn nötig, nach und nach Wasser dazugeben. Beiseitestellen. Den restlichen Knoblauch in eine große Pfanne mit schwerem Boden oder in einen Wok, der alle Zutaten aufnehmen kann, geben und zwei Minuten garen. Den Thunfisch dazugeben und vier bis fünf Minuten von jeder Seite garen und anschließend mit einer Gabel in Stücke zerteilen. Die Soße und eventuell das Chilipulver dazugeben und bei mittlerer Hitze etwa fünf Minuten garen.

Die Nudeln bissfest kochen und die Soße mit dem Fisch über die Nudeln gießen. Mit einem Salat und knusprigem Brot servieren.

Gegrillter Fisch mit Fenchel

Für 4 Personen

4 Fischfilets (zum Beispiel Wolfsbarsch oder Schnapper)
1 EL Olivenöl
1 Fenchelknolle, in Streifen geschnitten
1 Zwiebel, gewürfelt
Zitronensaft

Ein Backblech mit Öl einstreichen. Erst mit dem Fenchel, dann mit den Zwiebelwürfeln bestreuen. Die Fischfilets leicht mit Öl einstreichen und auf das Gemüse legen. Grillen und mit Zitronensaft und einem Salat Ihrer Wahl servieren.

Huhn mit Mandeln

Für 2 bis 3 Personen

150 g grüne Bohnen, gehackt
1 Stange Sellerie, gewürfelt
1/2 rote Paprikaschote, gehackt
2 EL natives Olivenöl extra
50 g Mandeln, blanchiert und abgezogen
1 Zwiebel, gewürfelt
500 g Hühnerklein von Freilandhühnern (ohne Haut)
1 Knoblauchzehe, zerdrückt
1 EL Ingwer, fein gewürfelt
50 g frische Champignons, in Scheiben geschnitten
500–750 ml Hühnerbrühe
2 EL Stärkemehl
3 EL salzarme Sojastoße
1 Frühlingszwiebel, gehackt
10 Zweige frischer Koriander
2 EL frisches Basilikum, klein geschnitten

Bohnen, Sellerie und Paprika einige Minuten lang dämpfen (mit den Bohnen beginnen, den Sellerie und zuletzt den Paprika dazugeben). Beiseitestellen. Öl erhitzen und die Mandeln goldbraun braten und auf Küchenpapier abtropfen lassen. Die Zwiebeln in derselben Pfanne zwei Minuten braten, das Hühnerfleisch dazugeben und weitere zwei Minuten braten. Knoblauch, Ingwer und Pilze dazugeben und zwei Minuten lang braten. Falls die Mischung zu trocken wird, Wasser dazugeben. Eine kleine Tasse Hühnerbrühe dazugeben und alles zehn Minuten garen. Stärkemehl mit der restlichen Hühnerbrühe verrühren und langsam zugießen. Zum Kochen bringen und drei Minuten unter Rühren kochen. Das gedämpfte Gemüse, Sojasoße, Frühlingszwiebel und die frischen Kräuter dazugeben.

Gedämpfter Fisch mit Ingwer und Frühlingszwiebeln

Für 4 Personen

500 g Fischfilets (Seeteufel, Rotbarsch, Brasse), gewaschen und enthäutet
8 Frühlingszwiebeln, in feine Streifen geschnitten
1 Stück Ingwer (4 cm), geschält, in streichholzgroße Streifen geschnitten
2 EL salzarme Sojasoße
4 frische Korianderzweige
2 EL natives Olivenöl extra
Saft von 1/2 Zitrone
Saft von 1/2 Limone

Den Fisch in mundgerechte Stücke schneiden, auf einem kleinen Servierteller anordnen und in einen Dämpftopf geben. Ein großer Bambusdämpfer oder ein Kuchengitter, das in den Wok gestellt wird, erfüllt denselben Zweck. Die Hälfte der Frühlingszwiebeln und des Ingwers auf dem Fisch verteilen. Mit einem Deckel abdecken und langsam bei mittlerer Hitze fünf Minuten garen, bis das Fleisch des Fisches weiß wird. Den Fisch auf einen Servierteller geben, die restlichen Frühlingszwiebeln, den restlichen Ingwer und die Korianderzweige darauf verteilen und mit Sojasoße beträufeln. Öl mit Zitronen- und Limonensaft erhitzen und über den Fisch gießen.

Gefüllte Paprikaschote

Für 4 Personen

4 große rote oder grüne Paprikaschoten

Für die Füllung:
4 Schalotten, fein gehackt
120 g Thunfisch oder Lachs in Salzwasser aus der Dose, abgetropft
4 EL gekochter Reis
2 EL LSM (Seite 240)
Schwarzer Pfeffer, frisch gemahlen
1 Prise Meersalz

Für die Soße:
4 Tomaten, klein geschnitten
4 Knoblauchzehen, zerdrückt
1 EL Mehl
1/4 TL Chilipulver (nach Belieben)
2 TL Korianderpulver
1 TL Kreuzkümmel

Die Paprikaschoten waschen, von jeder Schote einen Deckel abschneiden und beiseitelegen. Die Kerne entfernen. Die Zutaten für die Füllung gründlich vermengen und die Mischung in die Schoten füllen. Die Deckel aufsetzen. Einen Bräter leicht mit kalt gepresstem Öl einstreichen und einen Esslöffel Wasser zugeben. Die Paprikaschoten hineinsetzen und bei mittlerer Temperatur im Backofen garen, bis sie weich sind (etwa 45 Minuten). Die Zutaten für die Soße pürieren, erhitzen und zu den gefüllten Paprikaschoten servieren.

Gemüseratatouille

Für 4 Personen

1 Dose Gemüsesaft oder 750 ml Gemüsebrühe
2 EL Sojasoße
2 Zwiebeln, in Scheiben geschnitten
2 Möhren, in feine Streifen geschnitten
4 mittelgroße Kartoffel, in dünne Scheiben geschnitten
4 Zucchini, in dünne Scheiben geschnitten
1 kleine rote Paprikaschote, in dünne Ringe geschnitten
1 kleine grüne Paprikaschote, in dünne Ringe geschnitten
400 g Tomaten aus Dose
1 Aubergine, in dünne Scheiben geschnitten
8 schwarze Oliven
2 Zweige frisches Basilikum, fein gehackt
4 EL Petersilie, fein gehackt
1 TL Kräuter der Provence
Schwarzer Pfeffer, frisch gemahlen
1 Prise Meersalz
8 Lorbeerblätter

Etwas Gemüsesaft oder Gemüsebrühe mit der Sojasoße in eine Kasserolle geben. Das Gemüse hineinschichten, dabei die einzelnen Schichten jeweils mit Kräutern bestreuen und mit Salz und Pfeffer würzen. Beim Schichten jeweils Brühe oder Gemüsesaft dazugeben. Die Lorbeerblätter an den Seiten in das geschichtete Gemüse stecken und den Topf mit dem Deckel verschließen. Bei niedriger bis mittlerer Temperatur eine bis eineinhalb Stunden im Backofen garen. Mit Naturreis oder Vollkornnudeln, die mit LSM (Seite 240) bestreut wurden, und einem frischen Gartensalat servieren.

Buchweizen und Gemüse

Für 3 bis 4 Personen

2 EL natives Olivenöl extra
1 mittelgroße Zwiebel, fein gehackt
200 g Buchweizen, geröstet
1 TL Kreuzkümmel, gemahlen
1 TL Kurkuma
1 mittelgroße Möhre, gewürfelt
1 Stange Sellerie, gewürfelt
1 kleine grüne Paprikaschote, fein gehackt
1/2 Kohl, fein geschnitten
Schwarzer Pfeffer, frisch gemahlen
1 Prise Meersalz
1 EL Gemüsepaste
600 ml Wasser

2 Knoblauchzehen, zerdrückt
2 EL salzarme Sojasoße

Öl in der Pfanne erhitzen, die Zwiebeln, Buchweizen und Gewürze darin erhitzen und unter Rühren das zerkleinerte Gemüse zugeben. Mit Salz und Pfeffer mischen, die Gemüsepaste mit Wasser mischen und zugeben. Den Knoblauch unterrühren, die Masse zum Kochen bringen, dann die Temperatur herunterschalten. Mit Sojasoße abschmecken. Zugedeckt bei niedriger Temperatur 20 bis 25 Minuten garen.

Bamigoreng

Für 4 Personen

(Das Hühnerfleisch, das bei der Zubereitung von Hühnerbrühe übrig bleibt, kann für dieses Rezept verwendet werden.)

2 EL Frühlingszwiebel, gehackt
1 große Tomate, gehackt
1 Knoblauchzehe, zerdrückt
1 EL frischer Ingwer, gehackt
Schwarzer Pfeffer, frisch gemahlen
1 Prise Meersalz
10 frische Korianderzweige
2 EL frisches Basilikum, gehackt
4 halbe Hühnerbrustfilets von Freilandhühnern (ohne Haut), vorgekocht und in Stücke geschnitten

2–3 EL natives Olivenöl extra
1 Möhre, in feine Streifen geschnitten
1 Stange Sellerie, gehackt
1/4 Chinakohl, in Streifen geschnitten
1/2 grüne Paprikaschote, in Streifen geschnitten
250 ml Hühnerbrühe
500 g Fadennudeln, gekocht

Frühlingszwiebeln, Tomate, Knoblauch, Ingwer, Salz und Pfeffer, Koriander und Basilikum mit den Fleischstücken und Öl (oder Brühe) vermengen und zwei bis drei Minuten braten. Möhre, Sellerie, Kohl und Paprika dazugeben und noch ein paar Minuten lang braten. Die Hühnerbrühe mit den bereits gekochten Nudeln zu der Mischung geben. Die Temperatur herunterschalten und fünf Minuten leicht kochen lassen. Falls die Mischung zu dick ist, mehr Hühnerbrühe zugeben.

Hühnchen-Paradiso à la Kaye Bell

Für 3 bis 4 Personen

2 Zwiebeln, fein gehackt
1 TL natives Olivenöl extra
250 ml Hühnerbrühe
500 g Hühnerbrustfilets von Freilandhühnern (ohne Haut), in Stücke geschnitten
800 g Tomaten aus der Dose
1 EL frisches Basilikum, gehackt

2 Knoblauchzehen, zerdrückt
1 Lorbeerblatt
1 TL Oregano
Schwarzer Pfeffer, frisch gemahlen
1 Prise Meersalz
1 EL Tomatenmark

Die Zwiebeln in Olivenöl kurz anbraten, die Hühnerbrühe und die Fleischstücke dazugeben. Zehn Minuten garen lassen. Tomaten, Basilikum, Knoblauch, Lorbeer, Oregano und Gewürze und zum Schluss das Tomatenmark dazugeben. 30 Minuten köcheln lassen. Heiß mit einem frischen Gartensalat oder einem unserer Salate servieren.

Gemüse mit Sesampastensoße auf chinesische Art

1 Zwiebel, fein gehackt
1–2 EL natives Olivenöl extra
2 EL salzarme Sojasoße
1 Knoblauchzehe, zerdrückt
1 EL frischer Ingwer, gehackt
Saft einer halben Limone
1 Möhre, in feine Streifen geschnitten
20 Zuckererbsen, geputzt
250 g Brokkoli, in Röschen zerteilt
4 Frühlingszwiebeln, in feine Streifen geschnitten
200 g kleine Maiskolben aus der Dose
70 g frische Bohnensprossen
2 Stangen Sellerie, in feine Scheiben geschnitten

1/4 Chinakohl, in Streifen geschnitten
1/2 rote Paprikaschote, fein gehackt
1 Zucchini, in feine Streifen geschnitten
2 EL Chilisoße (nach Belieben)
2 EL Fischsoße (nach Belieben)
250 g junger Spinat, fein gehackt
1/2 Bund frischer Koriander

Die Zwiebeln in Öl kurz anbraten, Sojasoße, Knoblauch, Ingwer und Limonensaft dazugeben. Das Gemüse (bis auf den Spinat) der Reihe nach dazugeben, wobei mit den Möhren begonnen wird. Eventuell Chilisoße und Fischsoße dazugeben. Bei niedriger Temperatur unter Rühren garen. Spinat und gehackten Koriander zum Schluss dazugeben und noch fünf Minuten garen. Mit der köstlichen Soße aus Sesampaste (Seite 181) servieren.

Gemüse ohne Öl auf chinesische Art

Für 4 Personen

250 ml Gemüsebrühe
1 kg gemischtes Gemüse, z. B. Blumenkohl, Kohl, Mais, Pilze, grüne und rote Paprikaschoten, Zuckererbsen, Brokkoli, Zucchini, Zwiebeln, Kartoffeln, Möhren, gewürfelt
1 TL Chilipulver (nach Belieben)
2 TL Austernsoße (ohne Mononatriumglutamat) oder Sojasoße
2 Knoblauchzehen, zerdrückt

Vier Esslöffel Brühe in den Wok geben und erhitzen. Das Gemüse darin unter Rühren braten, bis sich die Farbe des Gemüses verstärkt. Die restliche Brühe, Chili, Austern- oder Sojasoße dazugeben und unter Rühren erhitzen. Mit einem Gartensalat oder Naturreis, der mit LSM (Seite 240) bestreut wurde, servieren.

Ragout aus Wildpilzen und Esskastanien

Für 12 Personen

250 g getrocknete Kastanien
50 g getrocknete Steinpilze
1 große Stange Porree, gewaschen und fein gehackt
2–3 EL natives Olivenöl extra
500 g Champignons, geputzt (Stiele entfernen) und in dünne Scheiben geschnitten
1 kg frische Pfifferlinge oder andere Wildpilze, geputzt (Stiele entfernen) und in dünne Scheiben geschnitten
1 kg frische Austernpilze geputzt (Stiele entfernen) und gewürfelt
250 ml Gemüsebrühe
6 Knoblauchzehen, geröstet
1 TL Rosmarin
Schwarzer Pfeffer, frisch gemahlen
1 Prise Meersalz
Glatte Petersilie, gehackt, zum Garnieren

Kastanien in eine Schüssel geben, mit Wasser bedecken und über Nacht einweichen. Abtropfen lassen und in einen mittelgroßen Topf geben. Einen Liter kaltes Wasser zugeben, zum Kochen bringen, die Temperatur herunterschalten und etwa eine Stunde leicht kochen lassen, bis die Kastanien weich sind. Abtropfen lassen, die Kastanien grob hacken und beiseitestellen. Die getrockneten Steinpilze oder andere getrocknete Pilze in eine Schüssel geben, mit warmem Wasser bedecken und etwa 30 Minuten einweichen, bis sie weich sind. Ausdrücken, hacken. Die Einweichflüssigkeit aufbewahren.

Den Porree fünf Minuten in Öl braten, die Champignons unterrühren und acht Minuten garen. Die gehackten Pilze dazugeben und bei niedriger Temperatur zehn Minuten garen. Pfifferlinge und Austernpilze dazugeben und zehn Minuten unter ständigem Rühren garen, bis die Pilze weich sind. Die Gemüsebrühe in den Topf geben und fünf Minuten köcheln lassen. Gerösteten Knoblauch, Rosmarin und einen Viertelliter der aufbewahrten Pilzflüssigkeit einrühren. Die gekochten Kastanien dazugeben und weiterrühren. Bei Bedarf mehr Pilzflüssigkeit dazugeben, um die Mischung feucht zu halten. Mit Salz und Pfeffer abschmecken. Heiß servieren und mit Petersilie bestreuen.

Dieses Pilzgericht schmeckt gut zu einem großen Salat, Naturreis oder Nudeln. Wenn Sie Probleme haben, die hier aufgeführten Pilze zu kaufen, können Sie natürlich ebenso gut die Pilze verwenden, die überall erhältlich sind.

Knoblauch rösten:

Den Backofen auf 200 °C vorheizen. Ungeschälte Knoblauchzehen mit kalt gepresstem Olivenöl einreiben und in Folie wickeln. Backen, bis die Knoblauchzehen weich sind (etwa 45 Minuten). Nach dem Abkühlen die gerösteten Knoblauchzehen aus ihren Schalen drücken.

Wildreis und Spinatcreme

Für 3 bis 4 Personen

200 g Langkorn-Naturreis
500 ml Gemüsebrühe
3 TL natives Olivenöl extra
100 g Wildreis, gekocht
1 kleine Zwiebel, gehackt
2 Stangen Sellerie, klein geschnitten
60 g Champignons, in Scheiben geschnitten
2 TL frischer Thymian, gehackt
250 g Spinat, zerzupft
125 ml Sojadrink

Den Langkornreis in der Brühe kochen und abtropfen lassen. Öl erhitzen und beide Reissorten mit Zwiebeln, Sellerie, Pilzen und Thymian kurz braten, bis die Zwiebeln glasig werden. Spinat, Sojadrink und Salz im Mixer pürieren. Diese Mischung über den Reis gießen und mit einem frischen Salat Ihrer Wahl servieren.

Gebratener Reis mit Ei und Gemüse

Für 4 Personen

150 g Erbsen
1 rote Paprikaschote, in lange, feine Streifen geschnitten
70 g Brokkoli, fein gehackt
70 g Chinakohl, in Streifen geschnitten
2 EL natives Olivenöl extra
4 Frühlingszwiebeln, gehackt
1 Knoblauchzehe, zerdrückt
10 frische Korianderzweige
2 EL frisches Basilikum, gehackt
3 EL salzarme Sojasoße
1 EL ungesüßte Chilisoße
2 TL Honig
300 g Reis, kalt, gekocht
8 Eier von Freilandhühnern, verschlagen
50 g Bohnensprossen
1 Stange Sellerie, gehackt

Erbsen, dann Paprika, Brokkoli und Kohl dämpfen, aber nicht länger als fünf Minuten. Frühlingszwiebeln kurz braten, dann Knoblauch, Koriander, Basilikum, Sojasoße und Chilisoße und Honig dazugeben und drei Minuten braten. Den vorgekochten Reis und die verschlagenen Eier unterrühren. Zuletzt die Bohnensprossen und den Sellerie unter ständigem Rühren dazugeben, bis alles durchgewärmt ist. Mit einem frischen Salat Ihrer Wahl servieren.

Süßspeisen

Sommerobstsalat »Spezial«

1/2 Netzmelone
1/2 frische Ananas
4 reife Mangos
3 Bananen
8 Kiwis
4 Maracujas
500 g Erdbeeren
Saft von 1 Zitrone, frisch gepresst
500 ml Orangensaft, frisch gepresst

Die Früchte (außer die Erdbeeren) schälen und in nicht zu große Stücke schneiden. In eine Schüssel geben und im Kühlschrank kühlen. Den Orangensaft erst kurz vor dem Servieren pressen und darübergießen. Dazu können Sie Eiscreme aus Sojabohnen oder alkoholfreies Fruchtsorbet servieren. Sie können auch unsere Nusscreme dazu reichen.

Die angegebene Menge ergibt einen Riesensalat. Sie können andere Obstsorten oder kleinere Mengen verwenden, wenn er nur für eine oder zwei Personen gedacht ist. Der Salat steckt voller Vitamin C, dem wichtigsten Vitamin zur Entgiftung der Leber. Dieser Fruchtsaft ist eine Wohltat für Ihre Leber!

Bananenmousse

Für 6 Personen

4 reife Bananen, gefroren
60 ml Zitronensaft
750 ml Vanillesojadrink, gekühlt
1 Vanilleschote, das Mark herausgekratzt
6 Blatt Gelatine
60 ml Wasser, kochend
3 Eiweiße
1 TL Muskatnuss, gerieben
LSM (Seite 240)
Einige Minzezweige

Die Bananen schälen und mit dem Zitronensaft pürieren. Sojadrink und Vanillemark cremig schlagen und unter die Bananenmischung rühren. Gelatine in kaltem Wasser einweichen, dann in etwas warmem Wasser auflösen und in die Bananenmischung geben. Die Eiweiße steif schlagen, Muskatnuss vorsichtig unterheben. Die Masse in Portionsschalen gießen, mit LSM (Seite 240) bestreuen und mit frischen Minzezweigen garnieren.

Gebackene Äpfel in der Schale

Für 6 Personen

6 große Äpfel
1 TL Muskatnuss, gerieben
1 TL Zimt
1 TL frischer Ingwer, fein gehackt
4 EL Sultaninen
6 Datteln, gehackt
250 ml Apfelsaft

Die Apfelgehäuse entfernen, dabei darauf achten, dass die Schale unten nicht durchstochen wird. Gewürze, Rosinen und Datteln mischen und die ausgehöhlten Äpfel damit füllen. Den Apfelsaft in eine Backform gießen und die Äpfel hineinsetzen. Bei mäßiger Hitze 30 Minuten backen. Vor dem Servieren den Saft über die Äpfel gießen.

Kirsch-Pfirsich-Dessert

1 kg frische Pfirsiche, geschält und in Scheiben geschnitten, Steine und Schale nicht wegwerfen
1 EL Honig
1 kg Herzkirschen, entkernt
1/2 l stilles Mineralwasser

Pfirsichschale und -steine in einen Topf geben, mit Wasser bedecken, Honig dazugeben und 20 Minuten auf niedriger Stufe kochen lassen. Die Mischung durch ein Sieb passieren und beiseitestellen.

Einen halben Liter stilles Mineralwasser in einen großen Topf geben, die Pfirsiche und Kirschen dazugeben. Leicht kochen lassen, bis das Obst weich wird. Die beiseitegestellte Obstflüssigkeit von Schalen und Steinen dazugeben. Nach Belieben während des Kochvorgangs mehr Honig zu den Pfirsichen und Kirschen geben.

Grüner Gourmetobstsalat

2 Granny-Smith-Äpfel, geschält und in dünne Scheiben geschnitten
60 ml Zitronensaft
1 reife Honigmelone, geschält und gewürfelt
6 Kiwis, geschält und in dünne Scheiben geschnitten
1 Traube kernlose grüne Weintrauben, gut gewaschen und abgepflückt
Saft von 2 Orangen, frisch gepresst
125 ml Wasser
2 Zimtstangen
Schale von 1 Zitrone, gerieben
3 Nelken oder 1 gehäufter TL Nelkenpulver

Die Apfelscheiben mit dem Zitronensaft vermengen. Das Obst in einer großen Glasschale arrangieren und in den Kühlschrank stellen. Orangensaft, Zimt, Zitronenschale, Wasser und Nelken in einem kleinen Topf mit Deckel vermengen und zehn Minuten sanft köcheln lassen. Abkühlen lassen und im Kühlschrank kaltstellen. Über den Obstsalat gießen und die Schale noch mal in den Kühlschrank stellen.

Ganze Birnen in Traubensaft

Für 6 Personen

250 ml roter Traubensaft
Saft und Schale von 1 Orange
1/2 TL Muskatnuss
1/2 TL Zimt
6 Nelken
6 mittelgroße Birnen
2 TL Pfeilwurzstärke
1 Zweig Minze

Traubensaft, Orangensaft und Gewürze mischen. Die Birnen schälen und ganz lassen, Stiele nicht entfernen. Mit der Flüssigkeit in einen Topf geben, die Orangenschale zugeben und langsam 30 Minuten köcheln lassen, bis die Birnen weich sind. Die Birnen zwei bis dreimal mit Saft bestreichen. Zum Andicken der Flüssigkeit zwei Teelöffel Pfeilwurzstärke mit ein wenig Wasser verrühren und zu der Mischung geben. Rühren, bis sie andickt.

Die Birnen auf einen Teller geben und Saft darüberlöffeln. Mit einem Zweig Minze garnieren.

Melonenzauber

Mit einem Melonenportionierer aus einer reifen Netzmelone, einer reifen Honigmelone und einer reifen Wassermelone Kugeln stechen. Die leere Schale der Wassermelone mit den verschiedenen Melonenkugeln füllen und vor dem Servieren in den Kühlschrank stellen. Schmeckt gut zu Sojaeiscreme oder unserer Nusscreme.

Nusscreme

Verwenden Sie ungesalzene, rohe Nüsse.
70 g Macadamianüsse
70 g Mandeln
70 g Cashewnüsse
70 g Sonnenblumenkerne
70 g Sesamsamen
3 EL Stärkemehl oder Pfeilwurzelstärke
250 ml Vanillesojadrink
1 TL kalt gepresstes Öl
1 Vanilleschote, das Mark herausgekratzt

Alle Nüsse, Samen und Kerne mahlen oder im Mixer zerkleinern. Dann zusammen mit den restlichen Zutaten in den Mixer geben und bei hoher Einstellung pürieren. In Dessertschalen gießen und in den Kühlschrank oder ins Gefriergerät stellen. Gefroren als Eiscremekugeln servieren oder in Stücke schneiden.

Teegebäck

150 g Mehl
1/2 TL Backpulver
2 Eier von Freilandhühnern, leicht verschlagen
170 ml Sojadrink
1 TL Essig

Das Mehl mit dem Backpulver in eine Schüssel sieben. Eier, Milch und Essig dazugeben. Die Mischung rühren, bis die Zutaten gut vermengt sind. Anschließend schlagen, bis eine glatte Masse entsteht. Eine kleine beschichtete Pfanne mit schwerem Boden erhitzen, mit Öl einstreichen und den Teig esslöffelweise in die Pfanne tropfen lassen. Wenn die Oberseite Blasen wirft, wenden und von der anderen Seite backen lassen, bis das Gebäck braun ist. Warm oder kalt mit Apfelmus oder Honig servieren und mit LSM (Seite 240) bestreuen. Das Gebäck kann auch mit unserer Nusscreme (Seite 301) oder mit Sojaeiscreme serviert werden.

Obstsalat aus Dörrobst

12 entsteinte Backpflaumen
12 getrocknete Aprikosen
12 getrocknete Feigen
70 g Rosinen
12 getrocknete Pfirsiche oder Äpfel
500 ml stilles Mineralwasser
3 EL Orangensaft

3 EL Rosenwasser (nach Belieben)
70 g Pinienkerne oder Mandeln oder Pekannüsse oder
eine Mischung aus Nüssen und Samen

Das getrocknete Obst mit dem stillen Mineralwasser in eine Schüssel geben, mit einem Geschirrtuch abdecken und über Nacht im Kühlschrank stehen lassen. Überschüssiges Wasser abgießen. Vor dem Servieren Orangensaft, Rosenwasser und Nüsse unterrühren.

Couscouskuchen mit Beeren

500 g Erdbeeren, Brombeeren oder Blaubeeren
1 1/4 l Apfelsaft oder Orangensaft, frisch gepresst
250 ml Wasser
1 Vanilleschote, das Mark herausgekratzt
500 g Weizengrütze (Couscous)

Bei Glutenunverträglichkeit kann der Couscous durch Reis oder Quinoa ersetzt werden. Die Beeren vorsichtig unter kaltem Wasser waschen und zum Trocknen auf ein Papiertuch legen. Apfelsaft, Vanillemark und Weizengrütze (oder Alternative) in einen großen Topf geben und unter ständigem Rühren zum Kochen bringen. Auf niedriger Stufe schwach kochen lassen, bis das Getreide den ganzen Saft absorbiert hat und angedickt ist. Die Beeren vorsichtig unter die noch heiße Mischung heben. Eine Backform (25 mal 35 Zentimeter) ausspülen, nicht abtrocknen. Die Mischung sofort in die Backform füllen, in den Kühlschrank stellen und fest werden lassen.

Reiscreme

Für 4 Personen

200 g Reis
700 ml Vanillesojadrink
1 Ei, verschlagen
2 EL Honig
2 EL Zitronenschale, gerieben
1–2 TL Muskatnuss

Den Reis eine Stunde in einer kleinen ofenfesten Form in dem Sojadrink einweichen. Ei, Honig und Zitronenschale unterrühren. Mit geriebener Muskatnuss bestreuen und bei geringer Hitze im Backofen etwa zweieinhalb Stunden garen.

Zitrusfrüchtesalat

3 Orangen
1 Grapefruit (möglichst die rosafarbene Sorte)
6 Mandarinen
1 kleine Ananas
250 ml Orangensaft, frisch gepresst
Frische Minze, gehackt

Die Zitrusfrüchte schälen, in Spalten teilen und die Zwischenhäutchen entfernen. In eine Schüssel geben. Ananas schälen, den Kern in der Mitte entfernen, das Fruchtfleisch würfeln, zu den Zitrusfrüchten geben und vermengen. Orangensaft dazugeben und mit gehackter Minze garnieren.

Pikante gekochte Äpfel

250 ml Apfelsaft
8 Äpfel, entkernt und in Scheiben geschnitten
4 EL frischer Zitronensaft
2 EL Honig
1 Zimtstange
1/2 TL Piment
1/2 TL Muskatnuss, gerieben
1/2 Vanilleschote, das Mark herausgekratzt
2 EL Korinthen
6 Nelken

Apfelsaft und Apfelscheiben mit allen aufgeführten Zutaten in einen Topf geben und langsam zum Kochen bringen. Die Temperatur herunterschalten und alles zehn Minuten köcheln lassen, bis die Äpfel weich sind. Vor dem Servieren die Nelken entfernen. Diese Äpfel schmecken heiß oder kalt köstlich.

Leckerer Beerensalat

500 g Erdbeeren, geputzt
250 g frische Himbeeren
250 g frische Brombeeren
250 frische Blaubeeren
250 ml Traubensaft

Alle Beeren waschen und vorsichtig miteinander vermengen, den Traubensaft darübergießen und kaltstellen. Dazu schmeckt unsere Nusscreme oder Sojaeiscreme.

Pfannkuchen

Bei Glutenunverträglichkeit ist Mehl aus Kichererbsen, Mandeln, Reis oder Buchweizen eine geeignete Alternative.

Ergibt etwa 12 Stück

2 ganze Eier von Freilandhühnern
500 ml Vanillesojadrink
200 g Vollkornmehl
1/2 TL Backpulver
1 Vanilleschote, das Mark herausgekratzt

Die Eier mit einem Viertelliter Sojadrink verschlagen. Die Hälfte des Mehls und das Backpulver durch ein Sieb dazugeben, den restlichen Sojadrink und das restliche Mehl abwechselnd hinzufügen.

Gut schlagen, sodass sich alle Klümpchen auflösen. Das Mark der Vanilleschote dazugeben. Die Mischung 30 Minuten quellen lassen. Die Pfanne leicht mit kalt gepresstem Öl einstreichen oder eine beschichtete Pfanne verwenden. Wenn die Pfanne heiß ist, die erforderliche Menge der Mischung hineingießen. Die Pfannkuchen müssen gewendet werden, wenn sich an der Oberfläche Blasen bilden. Mit frischem Zitrusfruchtsaft und Honig oder frischem Obst, das mit LSM bestreut wurde, oder Sojaeiscreme servieren. Die Pfannkuchen können auch ohne jede Beilage gegessen werden.

Maracuja-Melonen-Mousse

Für 4 Personen

3 Blatt Gelatine
125 ml heißes Wasser
1 Honigmelone, geschält, entkernt und gehackt
4 EL Honig
125 ml Orangensaft
Fruchtfleisch von 4 sehr reifen Maracujas

Die Gelatine in kaltem Wasser einweichen, ausdrücken und in heißem Wasser auflösen. Mit Melone, Honig und Orangensaft in den Mixer geben und pürieren, bis die Mischung glatt und schaumig wird. In eine große Servierschüssel geben und das Fruchtfleisch der Maracujas dazugeben. In den Kühlschrank stellen, bis die Masse fast fest ist, noch einmal umrühren und im Kühlschrank fest werden lassen.

Nussige Apfelstreusel

6 Granny-Smith-Äpfel, geschält, entkernt und geviertelt
1 TL Piment
2 Gewürznelken
1 EL Honig
2 EL feine Haferflocken
2 EL Kokosnussflocken
1 EL LSM (Seite 240)
1 EL Vollkornmehl
2 TL brauner Zucker
1 EL Joghurt aus Sojadrink

Äpfel zusammen mit Piment, Gewürznelken und Honig in möglichst wenig Wasser dünsten, bis sie knapp gar sind. Herausnehmen und in eine ofenfeste Form füllen.

Für die Streusel die restlichen Zutaten in einer kleinen Schüssel vermengen. Gerade so viel Joghurt verwenden, dass die Mischung zusammenhält – sie sollte nicht zu feucht sein.

Die Streuselmischung gleichmäßig auf den Äpfeln verteilen und bei mäßiger Hitze im Backofen backen, bis die Streusel eine goldene Farbe annehmen (20 bis 30 Minuten).

Geeister Mangozauber

Einen halben Liter frisches Mangofruchtfleisch einfrieren. Zwei Eier trennen (man rechnet ein Eiweiß auf einen Viertelliter Fruchtfleisch). Wenn das Mangofruchtfleisch gefroren ist, mit dem Eiweiß im Mixer pürieren. Sofort servieren, solange das Fruchtfleisch noch eisig ist.

Goldener Obstsalat

Für 6 Personen

1 sehr reife Papaya, geschält, entkernt und in Scheiben geschnitten
6 reife Mangos, geschält, entkernt und in Scheiben geschnitten
6 Pfirsiche, geschält, entkernt und in Scheiben geschnitten
2 Orangen, geschält und in Spalten zerteilt
1/2 Netzmelone, geschält, entkernt und in Stücke geschnitten
500 ml Orangensaft, frisch gepresst

Alle Zutaten vorsichtig vermengen, kalt stellen und servieren. Dazu schmeckt unsere Nusscreme oder Sojaeiscreme.

Karottenkuchen

140 g Mehl
3/4 TL Natron
1 TL Backpulver
1/2 TL Zimt
1/2 TL Muskatnuss
1/2 TL Salz
100 g brauner Zucker
2 Eier von Freilandhühnern
5 EL kalt gepresstes Öl
1 große Möhre, gerieben
400 g Ananas aus der Dose, sehr klein geschnitten
(abtropfen lassen und Saft wegschütten)
40 g Walnüsse, gehackt

Backofen auf 175 °C vorheizen. Alle Zutaten bis auf Möhren, Ananas und Walnüsse gründlich vermischen. Möhren, Ananas und Walnüsse unterheben. Eine Kuchenform einfetten und mit Mehl bestreuen. 35 bis 40 Minuten im Backofen backen.

Zusätze zur Energiesteigerung

Viele Menschen beklagen sich heute über Müdigkeit oder mangelnde Energie. Dies kann viele Ursachen haben: Stress, starkes Rauchen, eine schlechte Ernährung oder gesundheitliche Probleme. Jeder, der unter starker Müdigkeit leidet oder ständig müde ist, sollte einen Arzt aufsuchen und sich gründlich untersuchen lassen. Wenn keine ernsten Ursachen gefunden werden, reicht möglicherweise meine Leberreinigungsdiät aus, um die Energie zurückzugewinnen. Die Leber ist das Stoffwechselzentrum des Körpers, das Nahrungsenergie in Körperenergie umwandelt. Eine gesunde Leber ist sehr wichtig, wenn Sie das Leben mit Elan genießen und all Ihre Pläne in die Tat umsetzen wollen. Es hat sich herausgestellt, dass eine spezielle Kombination an Nahrungszusätzen die Energie bei Menschen, die unter nicht spezifischer chronischer Müdigkeit leiden, sehr positiv beeinflussen kann. Diese Zusätze verbessern die Funktion des Immunsystems, der Leber und des Nervensystems.

»Energiecocktail« nach Dr. Sandra Cabot

1. Zusätze aus essenziellen Fettsäuren wie Nachtkerzenöl, Lebertran oder Leinsamenöl.
2. Es gibt Magnesiumtabletten, die vier verschiedene Arten Magnesium enthalten.
3. Kapseln mit natürlichem Vitamin-E-Öl.
4. Vitamin C mit Bioflavonoiden.
5. Selen in organischer Form.
6. Multivitaminprodukte, die Kalzium, Zink, Chrom und Mangan enthalten.

7. Spirulina-Algen.
8. Wenn Sie unter Stress leiden oder regelmäßig Alkohol trinken, nehmen Sie täglich eine Vitamin-B-Mischung ein.

Die Dosierung muss durch einen Naturheilkundler oder Ihren Arzt auf Ihre persönlichen Bedürfnisse zugeschnitten werden. Bitte fragen Sie unbedingt Ihren Arzt, wenn Sie medizinische Probleme haben oder Medikamente einnehmen! Ich nehme diesen »Energiecocktail« selbst und habe festgestellt, dass er bei Kopfschmerzen und allen möglichen Wehwehchen hilft und mir sehr viel mehr geistige und körperliche Energie verleiht. Viele Patienten von mir haben ebenfalls festgestellt, dass sie mithilfe dieser Nahrungsergänzungen chronische Gesundheitsprobleme auf natürliche Weise und ohne Nebenwirkungen kontrollieren können.

Register

Sachregister

Aids/HIV 38
Allergie 33, 50, 52, 95
Arteriosklerose 42, 99, 105
Arthritis 50, 135
Autoimmunkrankheit 61
Bauchspeicheldrüsenentzündung 46
Blutdruck 47, 62, 63
Blutgefäß 23
Bluthochdruck 47, 62, 63
Body-Mass-Index/BMI 35, 36
Cholangitis 17
Cholesterin 33, 43, 47, 59, 72, 76, 107, 110, 112, 113, 114, 116, 253
Crohn'sche Krankheit 135
Darminfektion 135
Depression 60, 67, 77, 135
Diabetes 19, 36, 58, 63, 64, 142
Ekzem 14, 98
Fettleber 20, 31, 40, 42, 43, 46, 57, 58, 98, 99, 128
Fettleibigkeit 36, 108
Flüssigkeitsansammlung 62
Gallenleiden 65, 105, 124
Gallenstau (Cholestase) 119
Gallenstein 45, 65, 128, 130
Gastritis 48, 126
Gefäßkrankheit 36, 63
Gelbsucht 44, 74, 77, 125
Gelenkschmerz 98, 121
Gesundheits-Check 10
Gicht 125
Gift 53, 60, 77, 146
Haarausfall 98
Hepatitis 18, 31, 39, 56, 119, 120, 121
Hormontherapie 55, 133, 134
Hypoglykämie 64
Immunsystem 65, 101, 105, 107, 136, 139, 173, 232
Kopfschmerz 52, 53, 67, 130, 140, 312
Körperhitze 65
Krebs 36, 39, 77, 78, 105, 120
Launenhaftigkeit 12
Leberentzündung 39, 43
Lebertonikum 50, 67, 118
Leberversagen 31, 123
Libido 76
Lösungsmittel 38, 117
Magenverstimmung 48, 97
Malaria 38
Migräne 52, 53, 60
Müdigkeit, chronische 65
Nierenerkrankung 142
Reflux 97
Reizdarm 48, 60, 92, 95, 135

Rheuma 125
Rosazea 21
Schlaganfall 63
Sodbrennen 97, 128
Stoffwechsel 129, 136, 141, 143, 153
Stress 47, 54, 90, 311, 312
Thrombose 142
Triglycerid 18, 42, 47, 55, 84, 124
Tuberkulose 38
Übelkeit 48, 53, 60, 65, 68
Übergewicht 28, 35, 132, 134
Unterzuckerung 64, 82
Verdauungsstörung 126
Verstopfung 60, 94, 97, 124, 128, 135
Zirrhose 26, 30, 39, 77, 78, 119, 125
Zwölffingerdarmgeschwür 126

Rezepte

Ananas-Ingwer-Aufstrich 241
Apfelmuffins 244
Aprikosengelee 240
Avocadoaufstrich 243
Avocadodressing 190
Avocado-Pfefferkorn-Dressing 187
Avocadosalat mit Pekannüssen 198
Bamigoreng 288
Bananenmousse 297
Bananen-Walnuss-Muffins à la Madeleine 245
Bananen-Walnuss-Muffins à la Wendy 246
Blumenkohl- und Brokkoliröschen mit Kräuteressig 209
Bohnen mit Champignons 272
Borschtsch 229
Buchweizen und Gemüse 287
Bunter Reissalat 207
Champignonkraftbrühe 230
Champignons mit Walnüssen und Walnussöldressing 204
Champignonsoße für Nudeln und Reis 181
Couscouskuchen mit Beeren 303
Cremige Mayonnaise 189
Curryeier 253
Dill-Limonen-Dressing 185
Dolmades – gefüllte Weinblätter 258
Einfacher Hühnchen-Porree-Eintopf 270
Einfache Tomatensoße – für Nudeln oder Reis 180
»Energiecocktail« nach Dr. Sandra Cabot 311
Erbsensuppe 227
Fisch-Gemüse-Burger 268
Französisches Dressing ohne Öl 186
Frischer grüner Gartensalat 207
Ganze Birnen in Traubensaft 300
Ganzer Fisch auf chinesische Art 264
Gebackene Äpfel in der Schale 298
Gebackener Kürbis mit Sesamsamen 264
Gebratener Reis mit Ei und Gemüse 295
Gedämpfte Fischfilets mit Kräutern 257
Gedämpfter Fisch mit Ingwer und Frühlingszwiebeln 284

Geeister Mangozauber 309
Gefüllte Paprikaschote 285
Gegarte Champignons 252
Gegrillte Lachskoteletts 277
Gegrillter Fisch mit Fenchel 282
Gegrillte Tomaten 252
Gekühlte Sommersuppe aus Roter Bete 223
Gemischter Bohnensalat 202
Gemüsebrühe 182
Gemüseeintopf 261
Gemüse-Gersten-Suppe 221
Gemüse mit Sesampastensoße auf chinesische Art 290
Gemüse ohne Öl auf chinesische Art 291
Gemüsepaella 256
Gemüseratatouille 286
Gemüsesuppe mit weißen Bohnen 219
Gerührter Tofu 251
Goldener Eintopf 274
Goldener Obstsalat 309
Grüner Gourmetobstsalat 299
Hühnchen Chow Mein 265
Hühnchen-Paradiso à la Kaye Bell 289
Hühnerbrühe 183
Hühnersuppe à la Madeleine 233
Huhn mit Mandeln 283
Hummus 242
Italienisches Dressing 184
Italienisches Dressing ohne Öl 186
Jakobsmuscheln mit Sesamsamen 274
Karottenkuchen 310
Kartoffel-Gemüse-Salat 212
Kartoffeln, mit gebackenen Bohnen gefüllt 263
Kartoffel-Porree-Suppe 220
Kartoffelsalat 211
Kaye Bells schmackhafte Salatsoße 192
Kirsch-Pfirsich-Dessert 298
Köstlicher Mais-Reis-Salat 208
Kräuterdressing 188
Krautsalat 213
Kürbissuppe 231
Lachspastete 280
Linsen mit Artischocken 278
Linsensuppe 232
LSM, Leinsamen-Sonnenblumenkern-Mandel-Mischung 240
Maisbratlinge 275
Mamas Minestrone 222
Maracuja-Melonen-Mousse 307
Mayonnaise ohne Ei 189
Melonenzauber 301
Minestrone à la Madeleine 234
Möhren-Sonnenblumenkern-Surprise 260
Nanastrawki-Shake 239
Nudelsalat mit Avocado 214
Nudelsuppe 218
Nusscreme 301
Nussige Apfelstreusel 308
Obst-Nuss-Creme 241
Obstsalat aus Dörrobst 302
Obstsuppe 228
Orientalischer Salat 200
Petersilien-Minze-Dressing 188
Pfannkuchen 306
Pikante Crêpes 260
Pikante Garnelen mit Brokkoli 269

Pikante Hühnchenspieße 262
Pikante Hühnersoße mit Nudeln 276
Pikanter Dip aus gerösteten roten Paprikaschoten und sonnengetrockneten Tomaten 177
Pikanter Salat aus Meeresfrüchten 201
Pikant gekochte Äpfel 305
Pilzcreme 175
Pita-Pizza 280
Pochierte Eier 253
Porree-Linsen-Suppe auf Florentiner Art 226
Preiselbeer-Mandarinen-Muffins 247
Ragout aus Wildpilzen und Esskastanien 292
Ratatouillespieße 279
Reiscreme 304
Rote-Bete-Dressing 191
Salat aus Apfel, Möhre und Roter Bete 216
Salat aus Avocado, Mango und Limone 206
Salat aus Avocado, Orangen und Champignons 193
Salat aus Bambussprossen, Möhren und Rosinen 199
Salat aus Brunnenkresse und Avocado 194
Salat aus gebackener Roter Bete 203
Salat aus grünen Bohnen mit Ingwer 198
Salat aus Kirschtomaten, Avocado und Grapefruit 209
Salat aus Krustentieren 210
Salat aus Melone und Hühnerbrust 215
Salat aus Spargelstangen und Kopfsalat 213
Salsa cruda – die Soße für Nudeln oder Reis 179
Sandwichtoasts (Toasties) 249
Scharfes Gemüsecurry 271
Selbst gemachtes Müsli 248
Selleriesuppe 220
Shake für Eilige 238
Sojabohnenburger 255, 266
Sommerobstsalat »Spezial« 296
Sommerpunsch 238
Soße aus Sesampaste 181
Spaghetti mit Chili-Tomaten-Soße 267
Spargelsuppe 225
Spezialdressing 200, 202, 203, 204, 205, 206
Spinat-Kräuter-Dip 176
Spinatsalat mit Sesamsamen 195
Sprossensalat 199
Suppe aus weißen Bohnen 224
Suppe zur Leberheilung 236
Taboulé 205
Teegebäck 302
Thunfisch-Nudel-Salat 211
Tofu-Lachs-Aufstrich 242
Toller Thunfisch mit Tomaten und Nudeln 281
Tomaten-Basilikum-Dressing 192
Tomaten-Basilikum-Salat 196
Tomaten, mit Wildreis gefüllt 254
Tomatensalsa für Nudeln und Reis 180

Tomatensuppe 225
Vinaigrette 184
Vollkornpfannkuchen 250
Walnusssoße 185
Warmer Salat aus Kirschtomaten und Zwiebeln 197
Wildreis und Spinatcreme 294
Zitronen-Knoblauch-Dressing 187
Zitrusfrüchtesalat 304
Zucchini-Basilikum-Salat 214
Zucchini-Kräuter-Omelett 258
Zuckererbsensalat 217